名医が答える！

緑内障
加齢黄斑変性
治療大全

筑波大学医学医療系眼科教授
大鹿哲郎　監修

講談社

はじめに

見る、聞く、触る、味わう、匂いをかぐ——外界の情報を得るために、私たちは五感を働かせています。なかでも日常生活に重要なのは「見ること」でしょう。視覚を通して得る情報量は、全体の8割にも及ぶといわれています。

視覚の重要性は、年々増しています。コミュニケーションのあり方ひとつとっても、話を聞いたり、話したりするかわりに、メールを読む、文字を入力するといった「目」を介した方法がより多用されるようになってきています。一方で、目に対する負担は増すばかりです。

どんな道具も長年使い続けていれば、なにかしらの不具合が生じやすくなるもの。見るための道具である目も例外ではありません。年齢を重ねるなかで、緑内障や加齢黄斑《おうはん》変性、白内障といった目の成人病ともいえる不具合が起きやすくなってくるのも、当然といえば当然です。

問題は、目の病気はすぐに表面化しないことがあるという点です。まずは、今の自分の目の状態をしっかり把握しておきましょう。そのためには、なにはともあれ眼科でのチェックが必要です。だれしも中年の自覚が芽生えるころに感じやすくなる老眼の症状や、日常的な不快症状は、受診のよいきっかけになるでしょう。

本書は、健康ライブラリー イラスト版『目の病気がよくわかる本 緑内障・白内障・加齢黄斑変性と網膜の病気』をもとに、Q&Aの形に再編集し、まとめたものです。新しく登場した薬や治療法など、最新の情報も盛り込んでいます。どこからお読みいただいてもけっこうです。ご関心のある項目から読み進めてください。

目の病気があるとわかっても、しっかり手当てしていけば、大半は寿命が尽きるまで「見る機能」を失わずにすみますし、低下した機能を補う方策はあるものです。この本が、あなたの「見える目」を守り、ひいては快適な生活を続けるための一助となれば、それに勝る喜びはありません。

筑波大学医学医療系眼科教授
大鹿 哲郎

名医が答える！ 緑内障 加齢黄斑変性 治療大全 もくじ

1 慌てないで！ 今からでも目は守れる

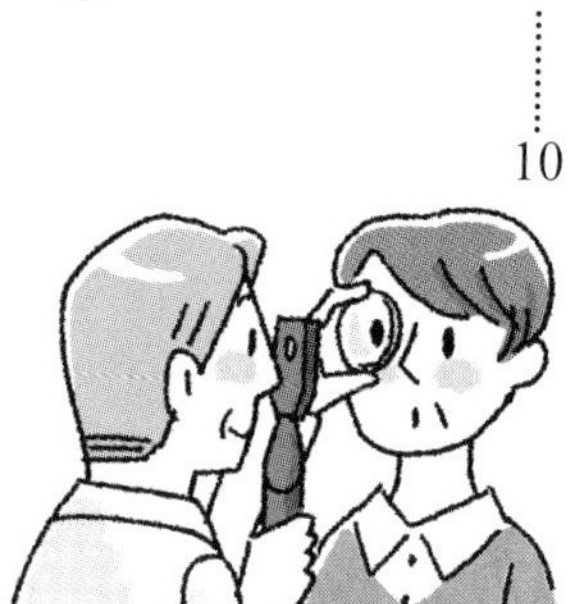

2 視野が欠ける緑内障

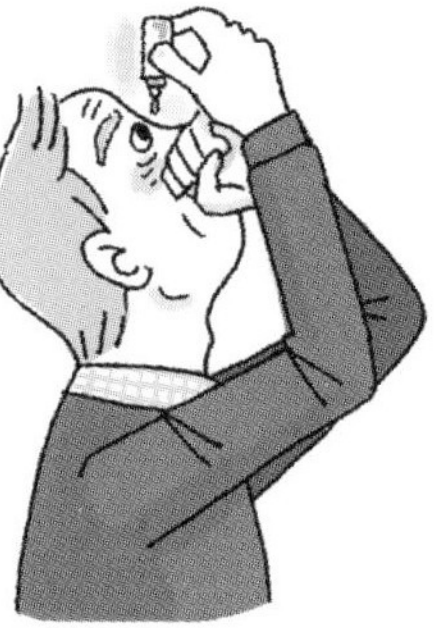

3 ゆがんで見える加齢黄斑変性

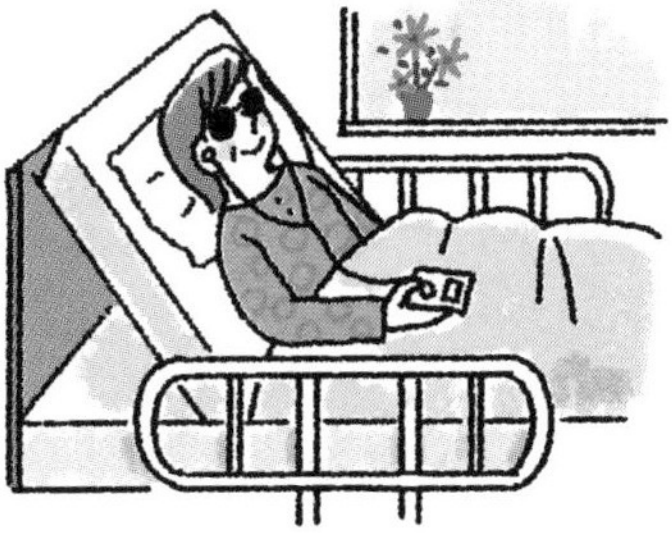

4 白内障を治して快適に暮らそう

5 その他の目の病気

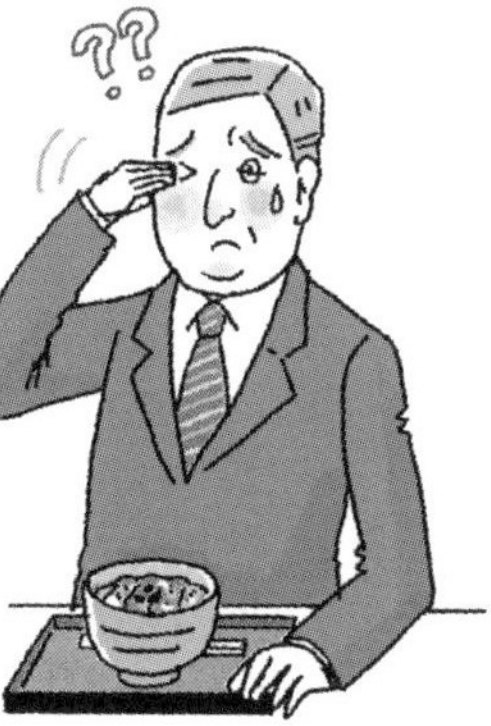

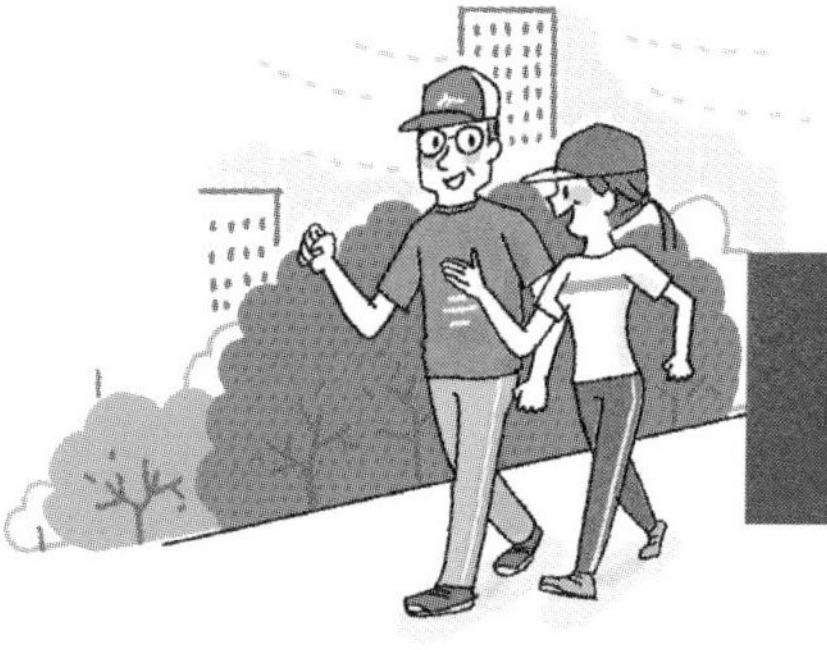

6 目の悩みを減らす生活術

自分で
チェック！

気になる症状は目の異常を告げるサイン!?

□ 目が乾く／ゴロゴロする／目の表面が痛い

目の乾燥（ドライアイ→Q64）で起きやすい。市販薬で症状がやわらがない場合は眼科を受診しよう

□ 目の奥が痛い／しょぼつく

多くは目の使いすぎによる疲れ目の症状（→Q64）。症状が続くときは、眼科で検査を受けよう

不快な症状と考えられる原因

知らず知らずのうちに
目を使いすぎていませんか？

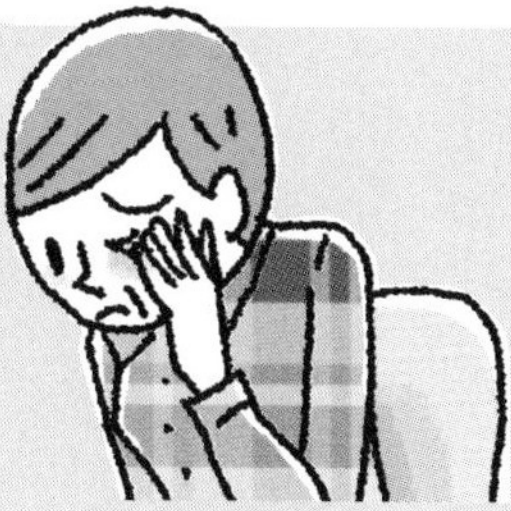

□ 白目が真っ赤に充血している

疲れ目で生じやすいが、痛みや頭痛、吐き気なども伴うなら急性緑内障発作（→Q14）の可能性もある

□ 目やにが増えた

結膜炎（→Q64）の症状のひとつ。症状が強いときは必ず眼科へ

□ 目がかゆい

感染性もしくはアレルギー性の結膜炎で生じやすい（→Q64）。症状がおさまらないときは、早めに眼科を受診しよう

見え方の異常と考えられる原因

目に異変が生じていないか
早急に調べておきましょう。

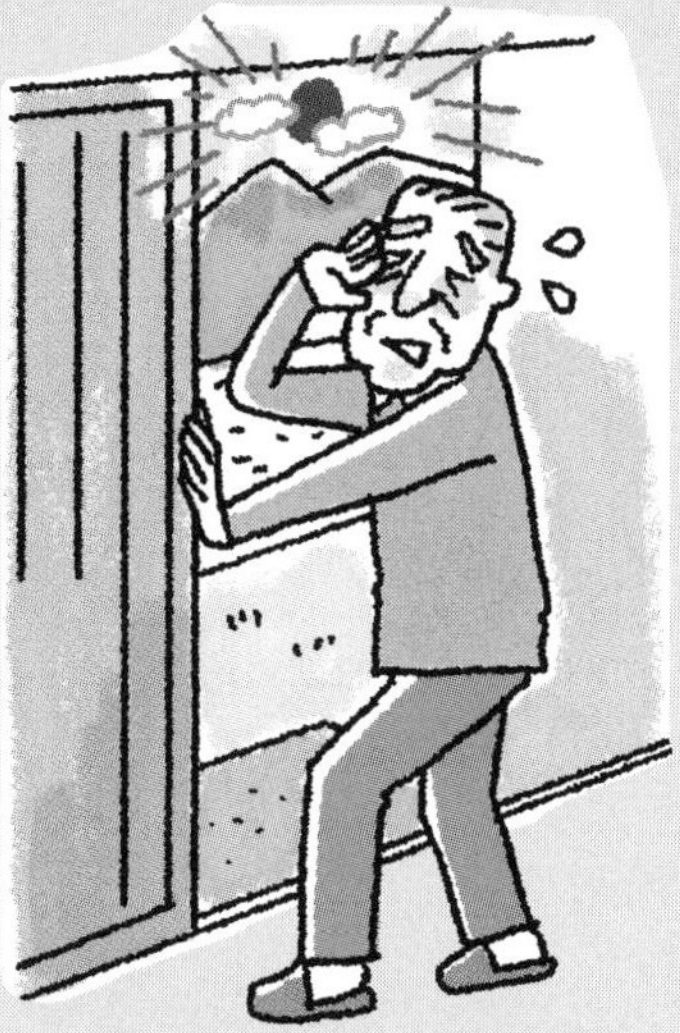

□ **ひどくまぶしく感じる**

白内障の初期に起きやすい症状（→４章）

□ **急に目が見えなくなった**

網膜の病気（→５章）で起こる可能性があるが、脳の病気でも生じる症状。一刻も早く病院へ

□ **ものがゆがんで見える**

加齢黄斑《おうはん》変性（→３章）など、目の奥の黄斑部に異常があると出やすい症状

□ **ピントが合いづらい**

老眼の代表的な症状
（→ Q4）

□ **真っ暗なところで光が見える**

網膜に孔《あな》が開くと起こりやすい症状（光視症《こうししょう》→ Q61）

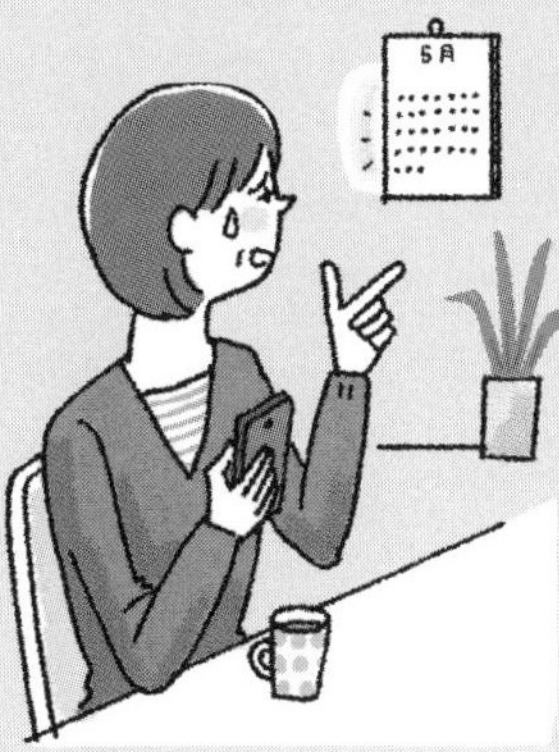

見え方の異常と考えられる原因

□ チラチラと小さな虫のようなものが見える

多くは生理的に起こる症状だが、網膜に孔が開いたときにも生じる（飛蚊症《ひぶんしょう》→ Q61）

□ 視界の一部に暗く見えるところがある

緑内障や加齢黄斑変性、網膜の病気などが疑われる（→ 2章、3章、5章）

□ 見えにくくなった／視力が落ちた

メガネやコンタクトレンズを調整しても視力が出なければ、なんらかの目の病気が疑われる（→ Q6）

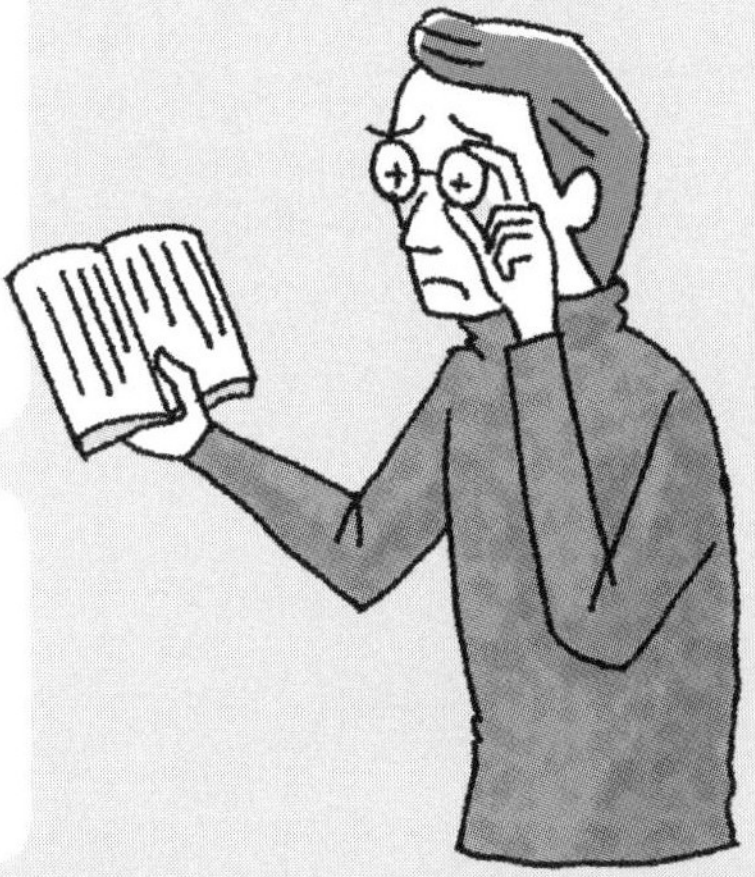

□ かすんで見える

白内障で起こりやすい症状（→ 4章）

1

慌てないで！
今からでも
目は守れる

Q1
自覚症状はないのですが、定期健診で要精密検査といわれました

目の病気は、自覚症状が薄いまま進行していくことがあります。そのなかには、失明の危険がある病気もあります。

定期健診は、こうした目の病気をいち早く発見するためにおこなわれています。ですから、けっして軽視せず、**定期健診で要精密検査といわれたら、たとえ自覚症状がなくてもすぐに眼科を受診し、さらに詳しい検査を受ける**ようにしましょう。

また、生活のなかでちょっとした不調を感じていても、なにかと理由をつけて、受診を先延ばしにするケースも多いようです。

たとえば、目が疲れる、ピントを合わせるのに時間がかかる、見づらい、といった症状は、「年のせい」にされがちですが、自己判断は禁物です。受診を先延ばしにせず、できるだけ早く眼科で検査を受けて原因を確かめておきましょう。

Q2 自分でチェックする方法はありますか？

目の病気は年齢を重ねることで発症しやすくなり、発見の遅れが治療効果を左右することもあります。目の病気に早く気づくためには、**自分でチェックする方法も有効です。セルフチェックのポイントは、「視力が著しく低下していないか」「見え方がゆがんでいないか」「視野の欠けがないか」の3つです。**

セルフチェックをするときは、片目ずつおこないましょう。片目に不具合が生じた場合、もう片方の目がその働きを補ってしまい、異変を自覚しにくいことがあるからです。さらに、定期的にチェックし、気になる変化があったら、ためらわずに受診、適切な対策を始めることも大切です。

目の病気はある程度進行しないと自覚症状が出ないこともあります。40歳以上になったらセルフチェックだけでなく、「目の健診」も受けておくようにしましょう。職場や地域などで実施している健診の機会を積極的に利用することをおすすめします。

チェック 1

くっきり見える？
ぼやけて見える？

急激な視力の低下は目の病気のサインかもしれません。明らかに見えにくいようなら、眼科でのチェックが必要です。

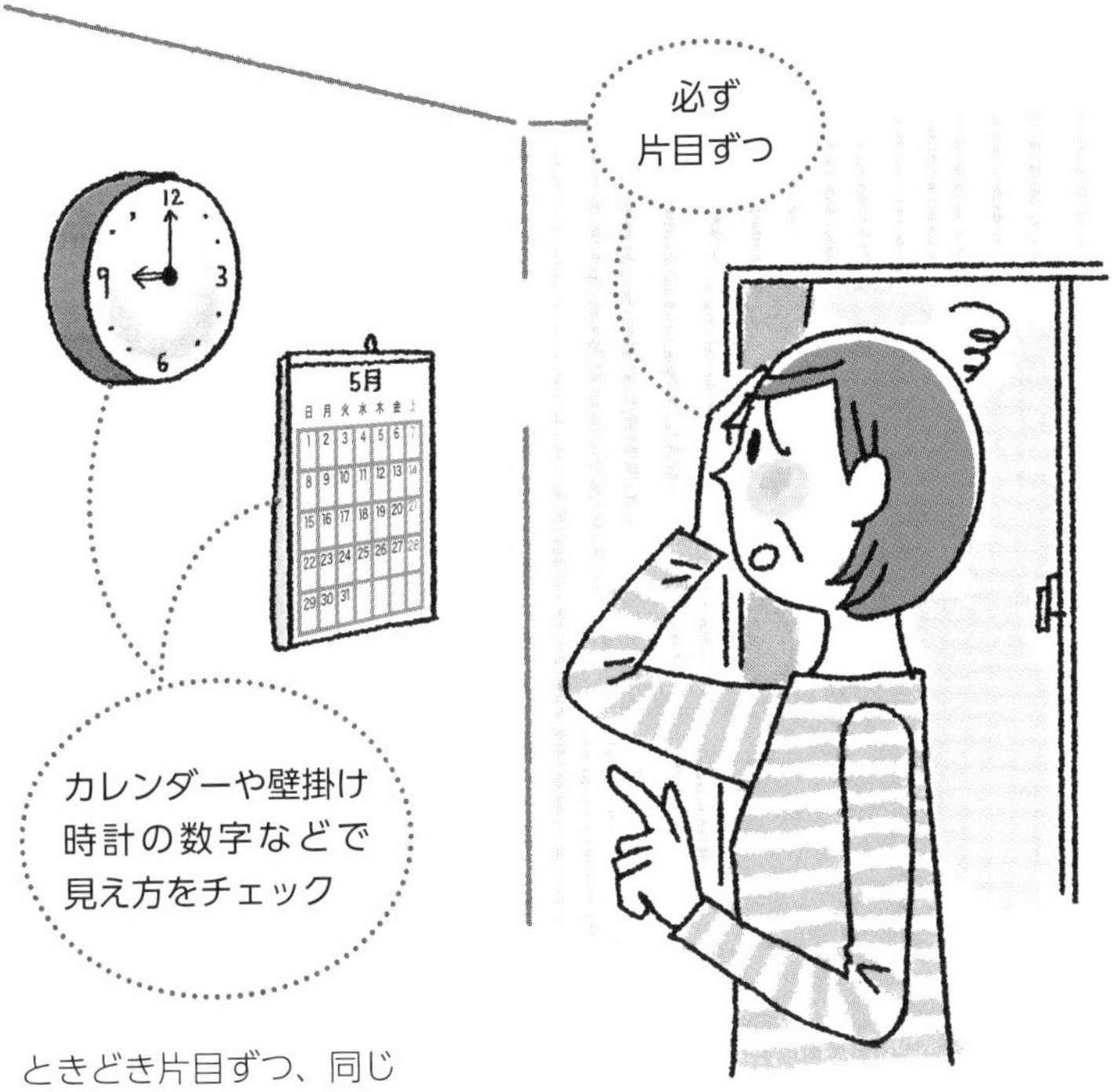

必ず
片目ずつ
5月
日 月 火 水 木 金 土
カレンダーや壁掛け
時計の数字などで
見え方をチェック

ときどき片目ずつ、同じ大きさ、デザインの数字の見え方を確認しよう

チェック2

まっすぐ見える？
ゆがんで見える？

図版の直線がゆがんで見えたり、中心部が暗く見えたりする場合は、加齢黄斑《おうはん》変性の可能性があります。すぐに眼科で検査を受けましょう。

アムスラーチャート

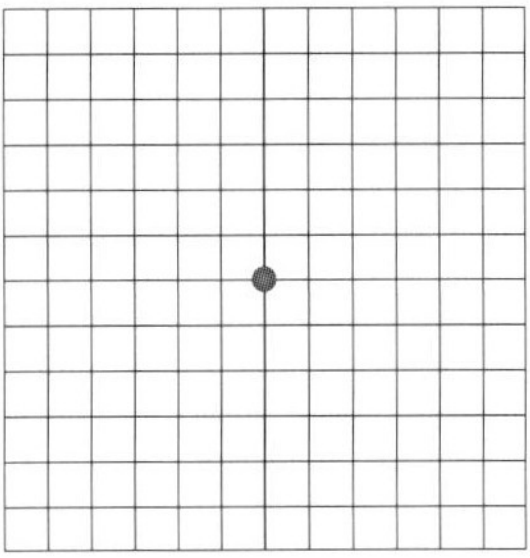

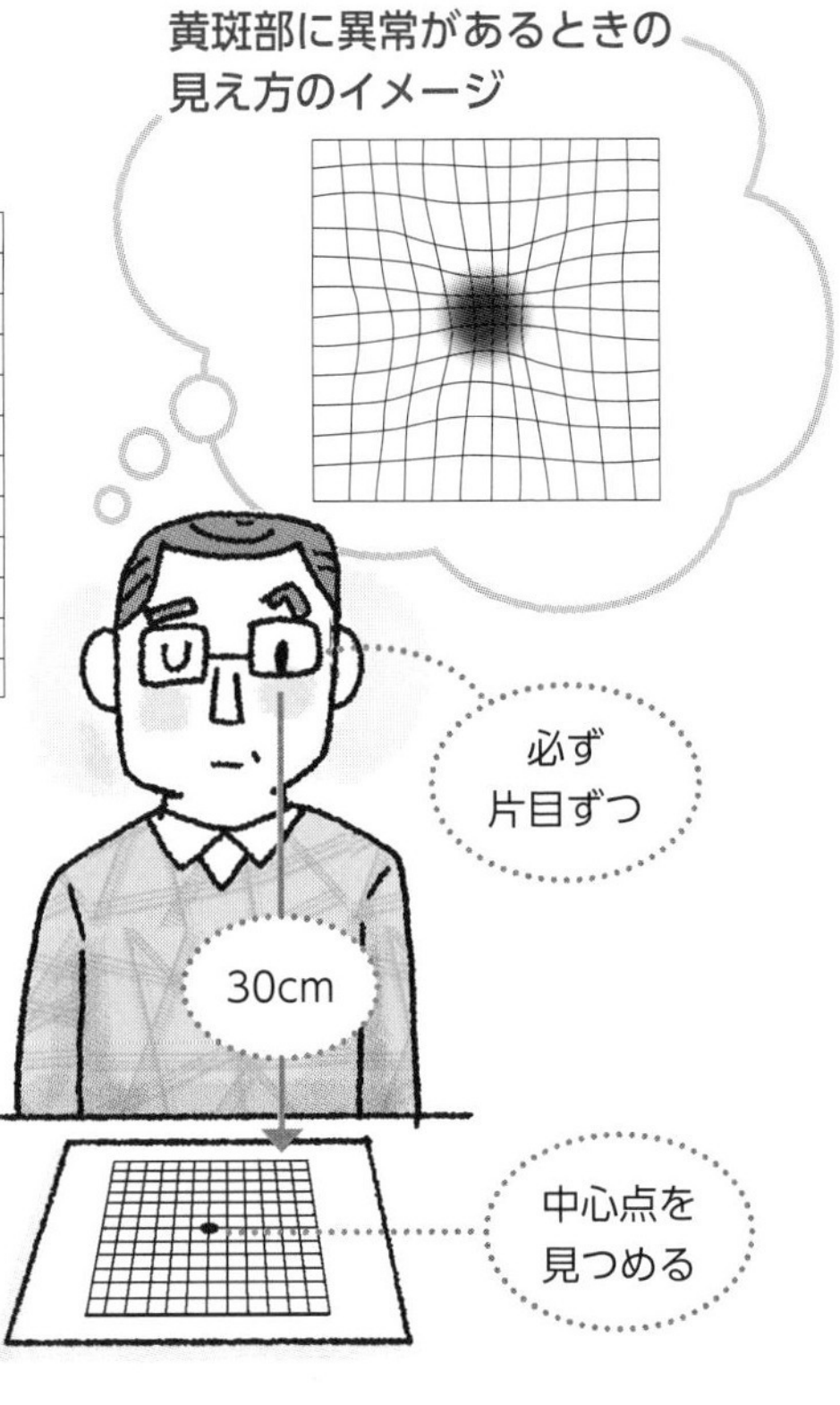

片目で、30㎝の距離から中心点を見つめて見え方を確かめる

チェック 3

全部のマークが見えてる？
向きを変えると消える？

中心点を見ていても、通常は周囲のマークがぼんやり見えるものです。シートを回転させたときに見えなくなったりする（視野が欠ける）場合は緑内障の可能性があります。

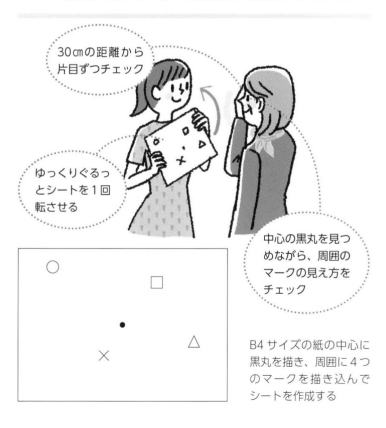

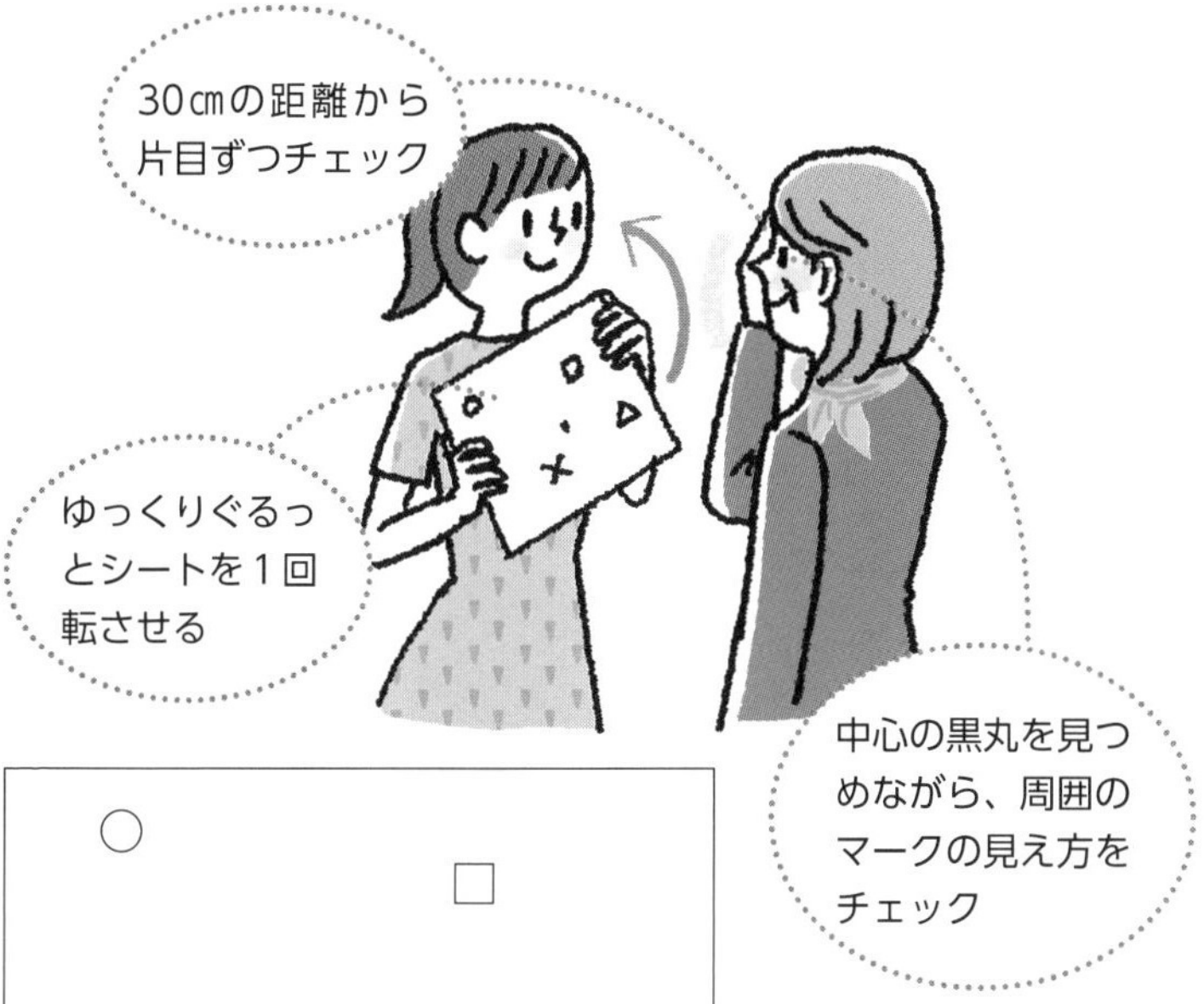
30㎝の距離から
片目ずつチェック
ゆっくりぐるっとシートを1回転させる
中心の黒丸を見つめながら、周囲のマークの見え方をチェック

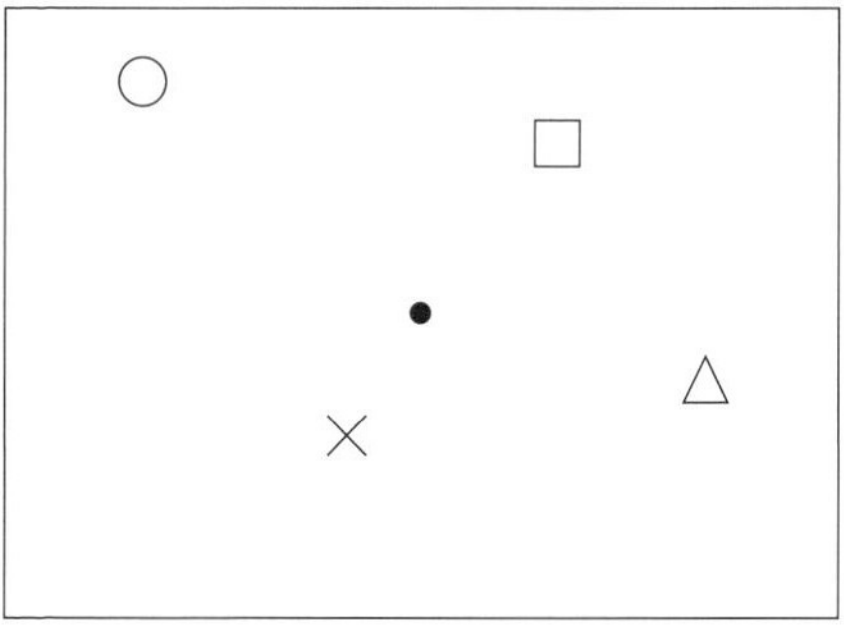

B4サイズの紙の中心に黒丸を描き、周囲に4つのマークを描き込んでシートを作成する

Q3 ものが見えるしくみを教えてください

いうまでもありませんが、目はものを見るための器官です。

外界の光は角膜を通過することで屈折します。角膜には、光を曲げて目の中に送り込む働きがあります。瞳孔《どうこう》からちょうどよい量の光が取り込まれると、それに合わせて水晶体の厚みが変化します。**水晶体の働きによって、光が集まる焦点が目の奥の網膜上で結ばれると、ピントの合ったはっきりした像が映し出されます。**

網膜の視細胞はその光の情報をキャッチして、電気信号に変えます。さらに、その情報は、視神経を通って脳に伝わります。脳は、左右の目から送られた情報をひとつに統合して、像として認識するのです。

つまり、目と脳が連携することで、私たちははじめて「見る」ことができるわけです。そして、一連の過程のどこかに支障が生じれば、見え方に異変が生じることになります。

目の各部位の名称と働き

目にはさまざまなパーツがあり、それぞれが「ものを見る」ために欠かせない働きを担っています。

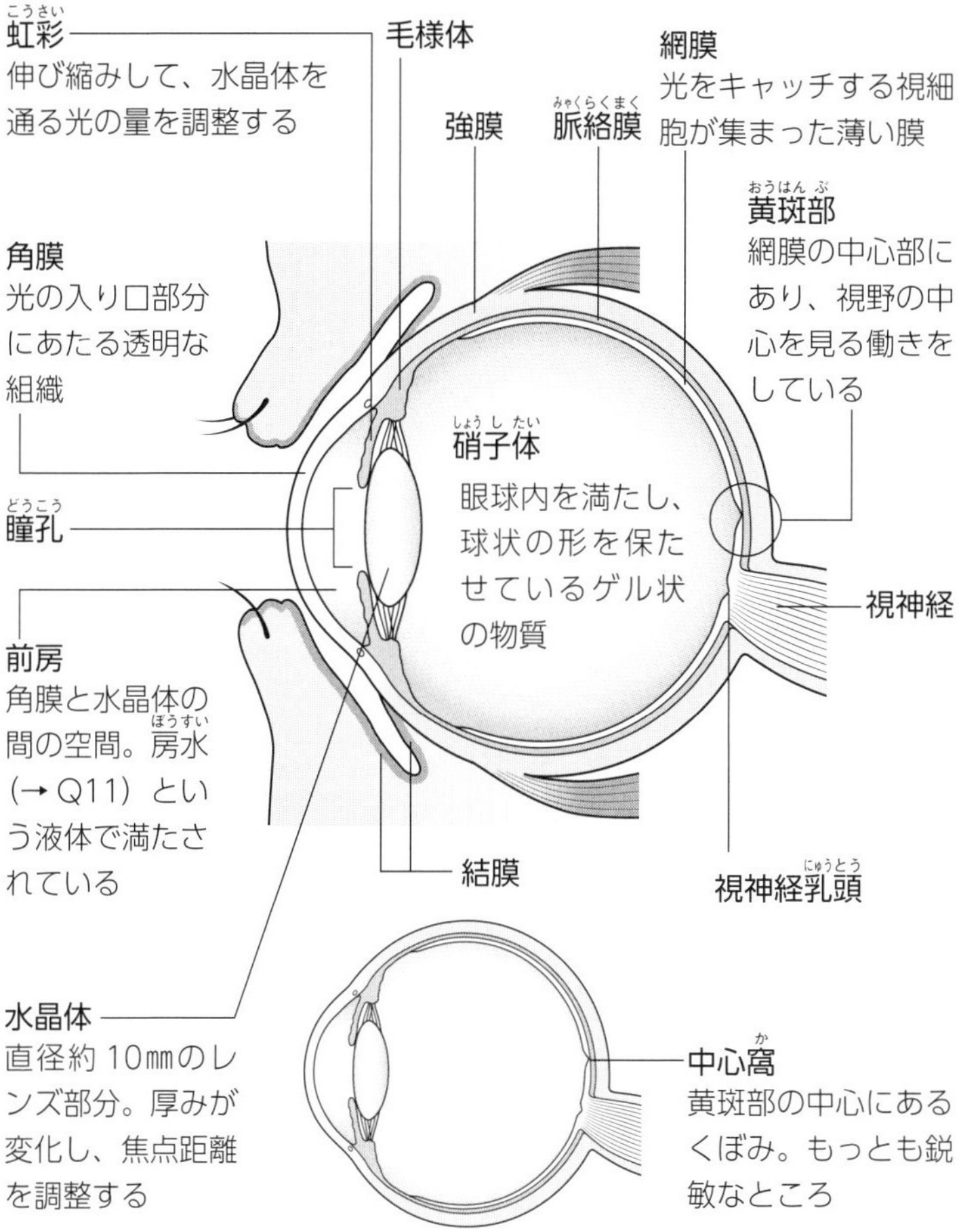

Q4 目のどの部分に変化が起こりやすいのですか？

ピント調整機能の衰えとして起きてくる老眼以外にも、さまざまな部位に加齢の影響が現れます。体質や持病などの影響も加わって、見え方に深刻な影響を及ぼす目の病気を発症することもあります。

変化がもっとも起こりやすいのは、次の４つの部位です。

●毛様体筋の衰え

水晶体の厚みを変える毛様体筋が衰えることによって、水晶体の厚みをスムーズに調整することができなくなります。ピント合わせに時間がかかったり、目が疲れやすくなったりします。また、水晶体自体の弾力性も低下するため、水晶体が厚くなりにくく、近くのものが見えにくくなります。

これまでの生活で使用していたメガネやコンタクトレンズが合わなくなるなどの症状が現れます。

ピント調整機能の衰えとして起きてくる老眼は、40歳を過ぎた頃から始まるのが一般的です。

● **水晶体の濁《にご》り**

長く年月を経ることで、水晶体の成分が変質し、白濁《はくだく》してきます（白内障→4章）。白内障のほとんどが加齢性のものですが、なかには糖尿病やアトピー性皮膚炎などの病気が関係していることもあります。濁りの度合いが強くなると、次第に視力も低下してきます。

● **視神経の傷み**

過剰に圧力がかかることで視神経が傷むと、緑内障（→2章）を発症することがあります。40歳以上の中高年に多くみられ、加齢が発症要因のひとつだと考えられています。

● **網膜に起こる変化**

網膜のなかでも見え方にとくに深く関係する黄斑部《おうはんぶ》の変性（加齢黄斑変性→3章）は、年齢が高くなるほど起こりやすいことがわかっています。

老眼や白内障は、年齢を重ねればだれの目にも生じてくる自然な変化の現れです。

起こりやすい目の変化

気になる症状を「年齢のせい」と決めつけるのは危険です。「見えにくさ」の原因を確かめることも大切です。

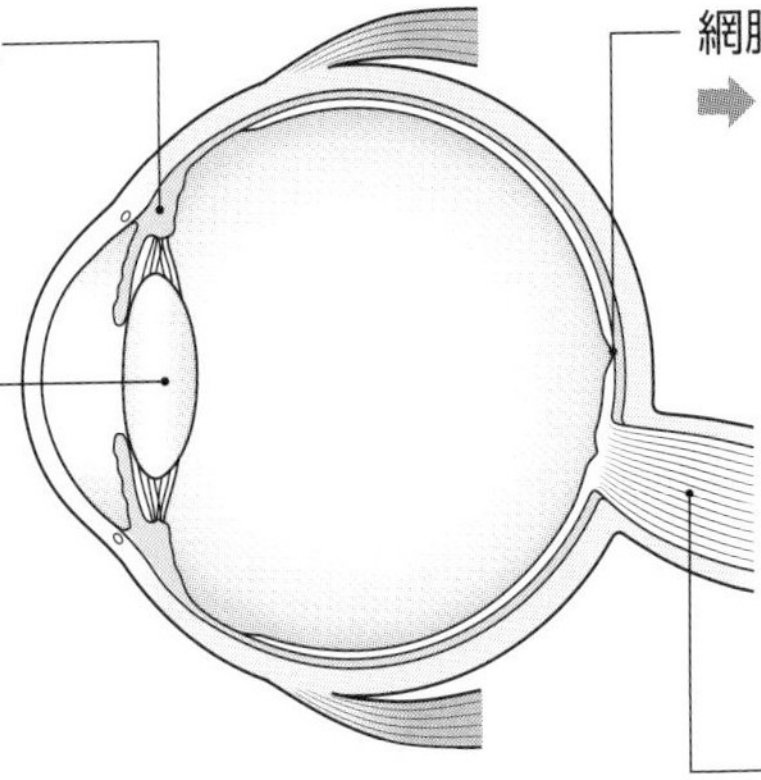

緑内障、加齢黄斑変性などの病気も、加齢がひとつの要因であることは否定できません。いわば避けがたい変化という側面もあるわけです。

とはいえ、自然な変化だから受け入れるというわけでもありません。むしろ積極的に手を打っていったほうがよいでしょう。見えづらさは悩みの種になりがちです。不快さが消えないだけでなく、生活を楽しもうという意欲を奪ってしまうことにもなりかねないからです。

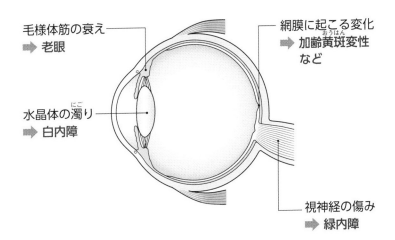

Q5

放置すると危険な目の病気を教えてください

グラフは、視覚障害で身体障害者手帳を取得している人が、なんの病気で視覚障害が生じたか調査した結果を示すグラフです。原因のなかでもっとも多かったのは、**緑内障**（↓2章）でした。次に多かったのは**網膜色素変性**です。この病気は、網膜の光を感じる細胞が変性していく疾患です。遺伝的な素因が強いという特徴がありますが、進行は一般的にゆるやかです。

3番目に多かったのが**糖尿病網膜症**（↓Q58）です。糖尿病の合併症として眼底出血が悪化すると視覚障害に至ります。4番目は**黄斑**《おうはん》**変性**です。網膜の黄斑部に起こる障害の総称で、なかでも**加齢黄斑変性**（↓3章）は近年増加傾向にあります。

これらの疾患の病変は限られた部位に生じた変化ですが、病変は限られていても見るためのしくみが働きにくくなることで視機能は低下していきます。

放置することで、なかには失明、つまりは目が見えなくなってしまうこともあります。手遅れにならないように、早めに治療を開始することが必要です。

そのためには、できるだけ早い段階で病気の存在に気づかなければなりません。早く気づき、適切な治療を始めることで、多くの場合、失明に至らずにすみます。

見えにくさを感じたり、見え方に違和感を覚えたとき、また不快な症状があるときは、まずは身近な眼科を受診しましょう。

受診すればひと通りの検査が受けられます。自分で勝手な判断をせずに、原因をしっかり確かめておくことが大切です。

視覚障害の原因疾患

視覚障害とは、メガネやコンタクトレンズなどを使っても視力が出にくい、あるいは視野が狭い状態。原因疾患のうち、網膜色素変性以外は、中高年以降に多くみられます。

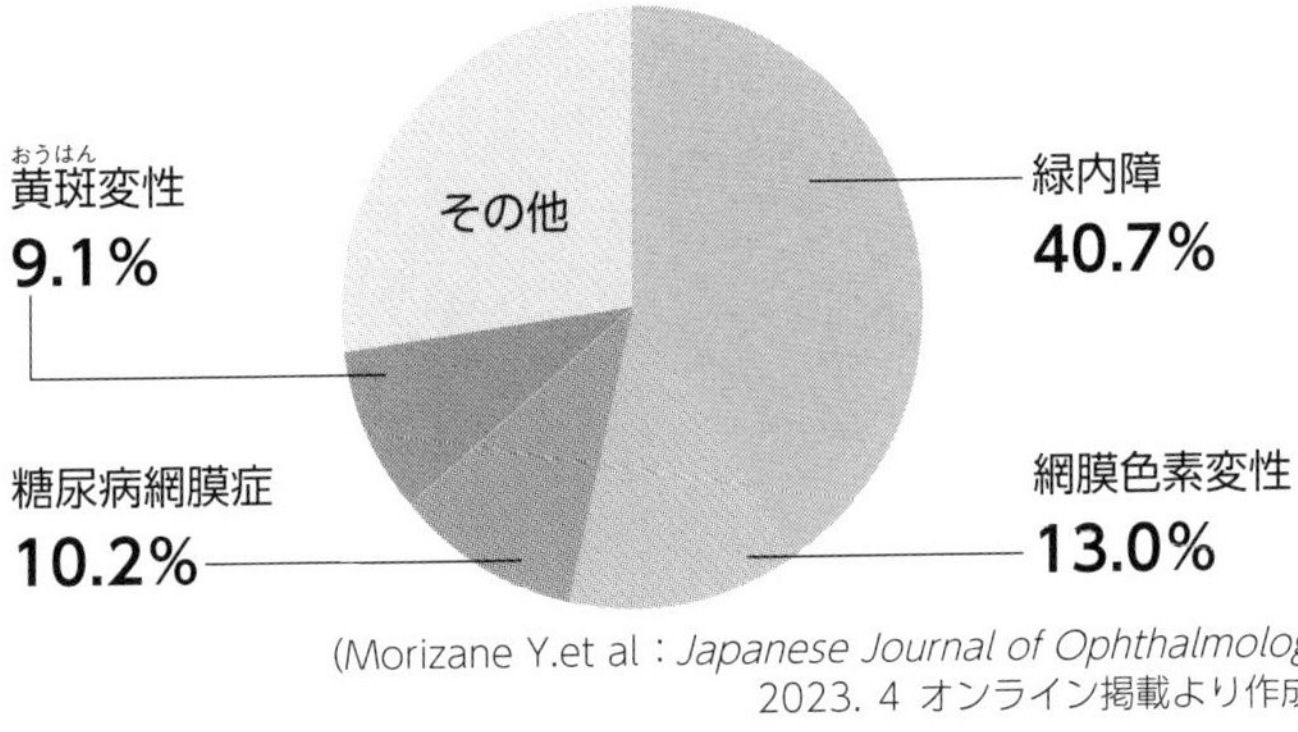

（Morizane Y.et al：*Japanese Journal of Ophthalmology* 2023. 4 オンライン掲載より作成）

Q6 眼科でおこなわれる検査の流れを教えてください

見えにくいなどの症状があればその原因を突き止めるために、あるいは症状がないまま始まっているかもしれない変化を探し出すために、眼科ではさまざまな検査がおこなわれます。

眼科では、問診、視力検査、細隙灯顕微鏡《さいげきとうけんびきょう》検査といった流れで検査が進められます。なんらかの異常が疑われる場合には、目的に応じて目の内部を細かくチェックする検査がおこなわれます。

問診や診察の結果、「明らかに花粉症による症状」などと考えられる場合には、その場で点眼薬の処方をされることもあります。しかし、見え方に影響するような目の病気を探し出すためには、各種の検査が欠かせません。眼科では、専用の検査装置が数多くあります。なにを目的に、どんな検査をおこなうのか、ひととおり理解しておきましょう。

眼科でおこなわれる検査の流れ

眼科では、複数の検査を組み合わせながら目の状態を詳しく調べていきます。

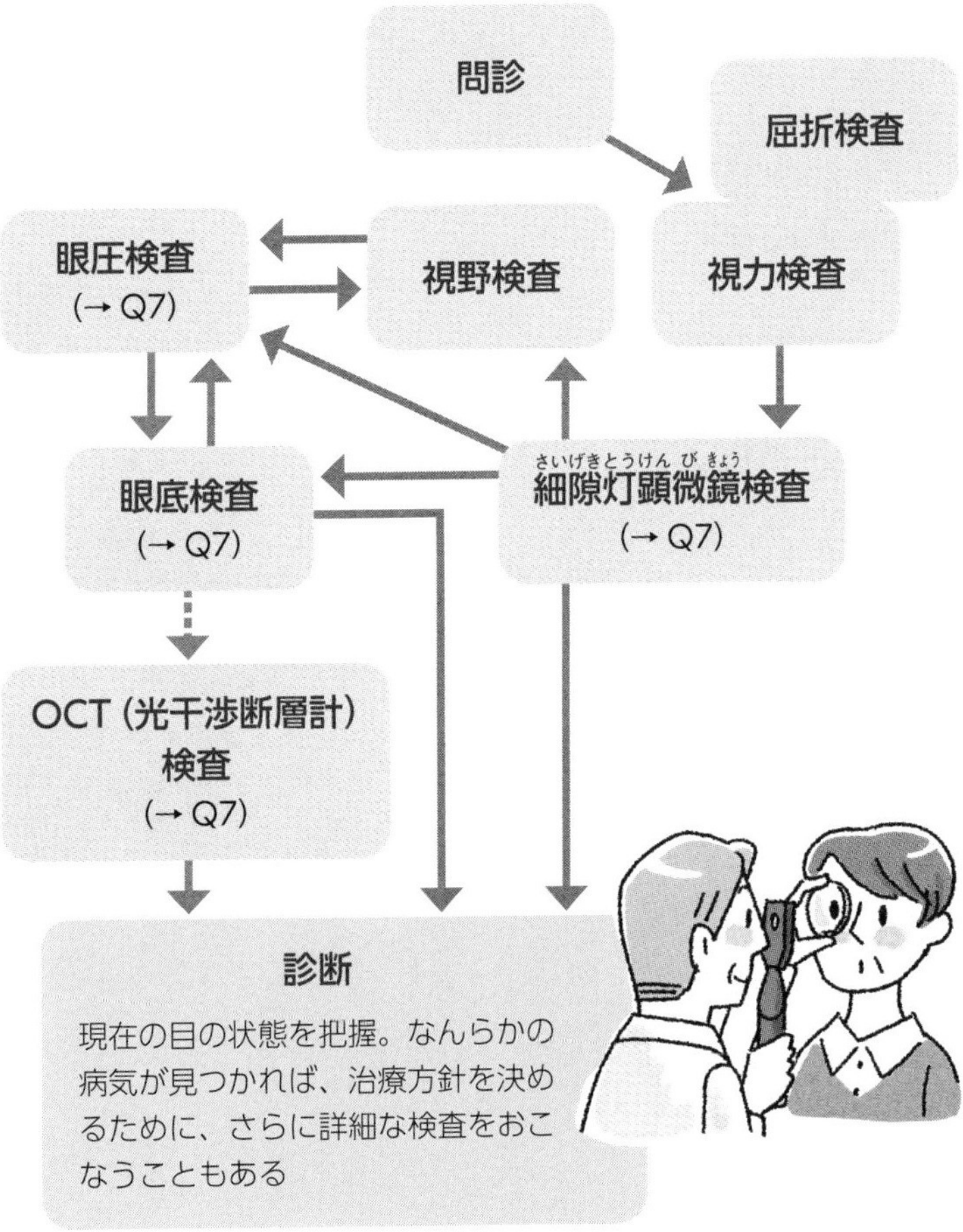

見え方を調べる検査では、主に次の3つの検査がおこなわれます。

●視力検査

大小の指標が描かれた視力表を用いて、見え方を確かめます。遠くのものの見え方を調べる「遠方視力検査」と、近くのものの見え方を調べる「近方視力検査」があります。これらの検査では、レンズを使わない「裸眼視力」と、レンズを使って見えやすくしておこなう「矯正視力」の両方を測定します。

●屈折検査

近視や遠視、乱視は、角膜や水晶体で起きる光の屈折が強すぎたり、弱すぎたり、乱れたりすることで生じます。これらをまとめて屈折異常といいます。

屈折検査では、オートレフラクトメーターという機械を

▼近方視力検査

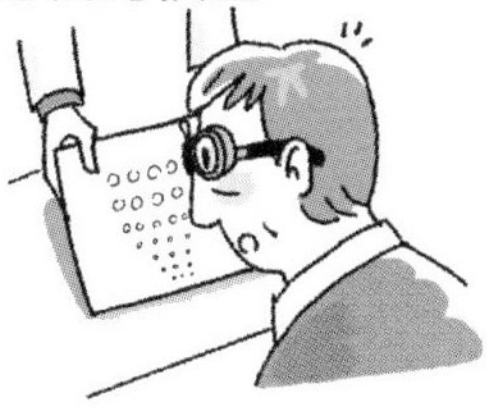

老眼になると近方視力が低下する

▼遠方視力検査

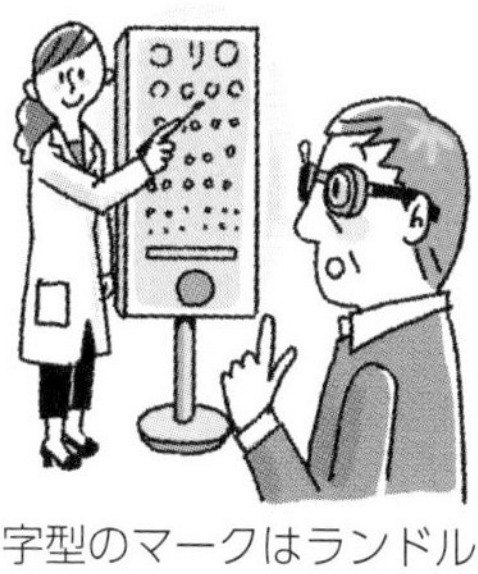

C字型のマークはランドルト環といい、世界中で使われている

使って、映し出された画像を見ているときの目の状態を調べ、角膜や水晶体の屈折度を自動的に測定する方法があります。また、検査用のレンズを交換しながら視力を測っていき、見え方を確認する方法があります。

●視野検査

ひと目で見渡せる視野の範囲、視野の欠けの有無を調べます。正確な測定には専用の装置を用います。

視標を動かして見える範囲を調べる「動的視野計測法」と、視標の明るさを変化させて網膜の感度を測る「静的視野計測法」があります。

▼視野検査

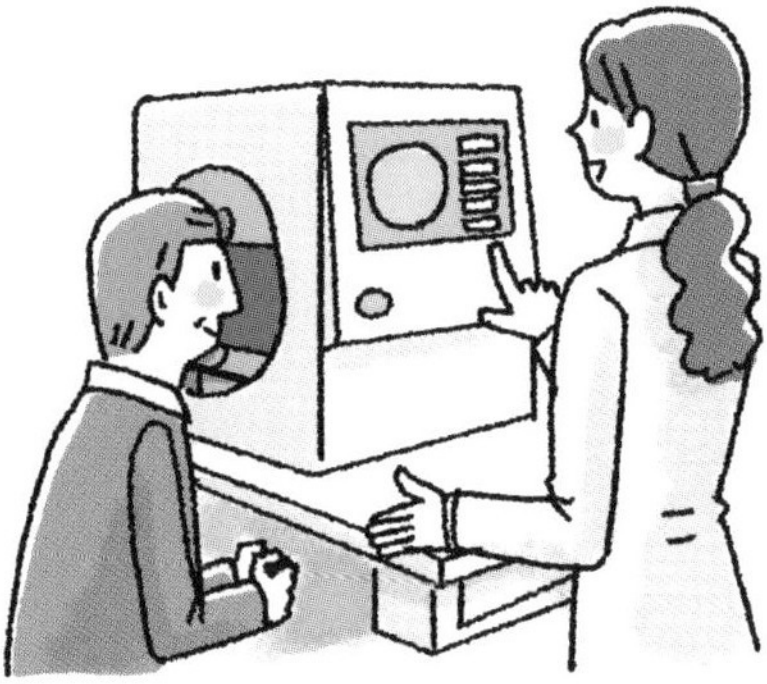
静的視野計測法では、コンピュータを利用した「自動視野計」という専用の機械を使う

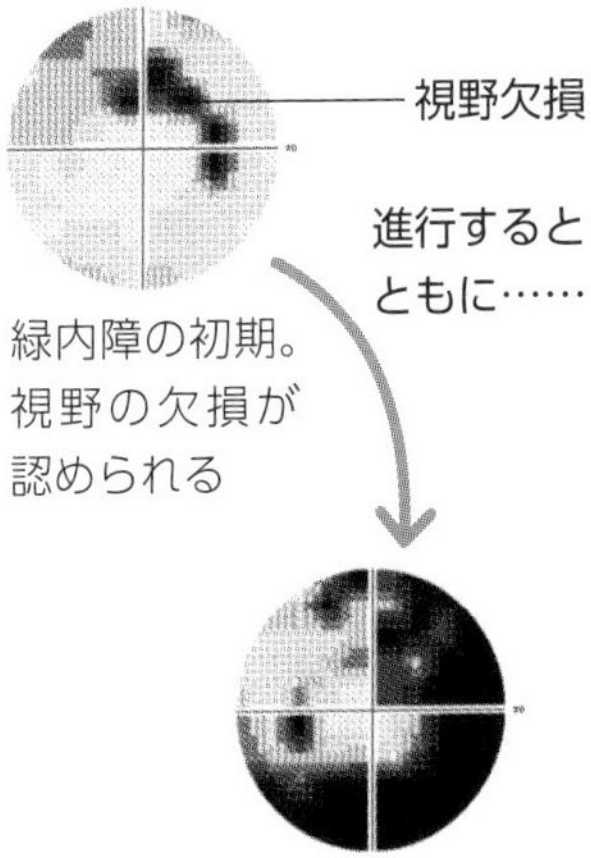

緑内障の初期。視野の欠損が認められる

病気の進行とともに見えない部分が広がる

Q7 目の内部を調べる検査にはどんなものがありますか？

目の病気を調べるためには、見え方だけでなく、目の内部まで細かくチェックする必要があります。

問診や視力検査などをおこなったあと、細《さい》隙灯顕微鏡《げきとうけんびきょう》検査で内部の状態を把握し、そこから目的に合ったより専門的な検査がおこなわれます。

●細隙灯顕微鏡検査

目に細い光を当て、顕微鏡で拡大しながら各部位を細かくみていく検査です。

目の表面から水晶体、硝子体《しょうしたい》の前部まで確認できますが、ほかの器具を組み合わせれ

▼細隙灯顕微鏡検査《さいげきとうけんびきょう》

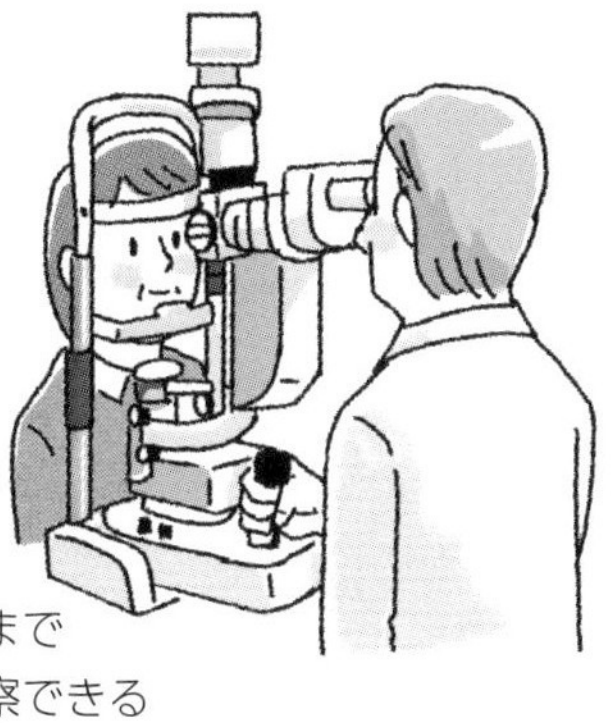

目の内部まで全体を観察できる

ば、硝子体の後部から網膜まで眼球のほぼ全体をくまなく観察できます。眼圧計をセットして、眼圧の測定に用いられることもあります。

●眼圧検査

健診などでは、空気を吹きつけて角膜のへこみぐあいをみる方法が一般的ですが、正確な測定には眼圧計という装置を使います。角膜にチップ（小さな器具）を押し当て、チップと角膜の接点が一定の面積になる圧力を眼圧とします。チップを当てる前に点眼麻酔をおこなうので痛みは感じません。

●眼底検査

眼球の奥にある網膜、脈絡膜《みゃくらくまく》、視神経の状態などを調べます。水晶体や硝子体は透明なため、光を当てることで、目の奥まで見通す

▼眼圧検査

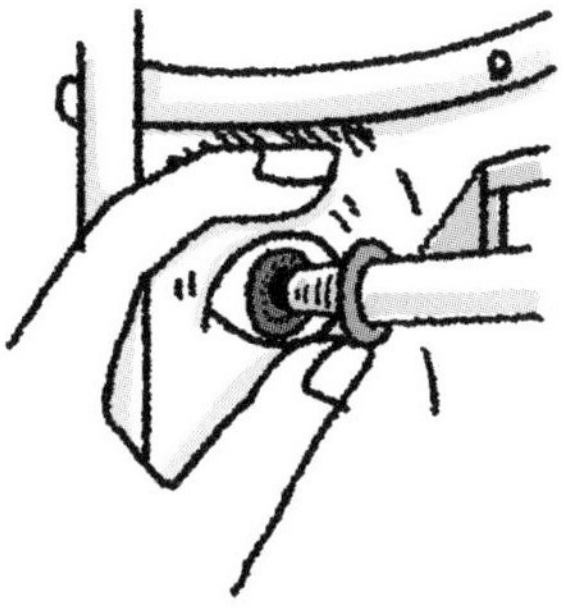

角膜にチップを当てて眼圧を測る。主に緑内障の発見・診断を目的におこなわれる（→２章）

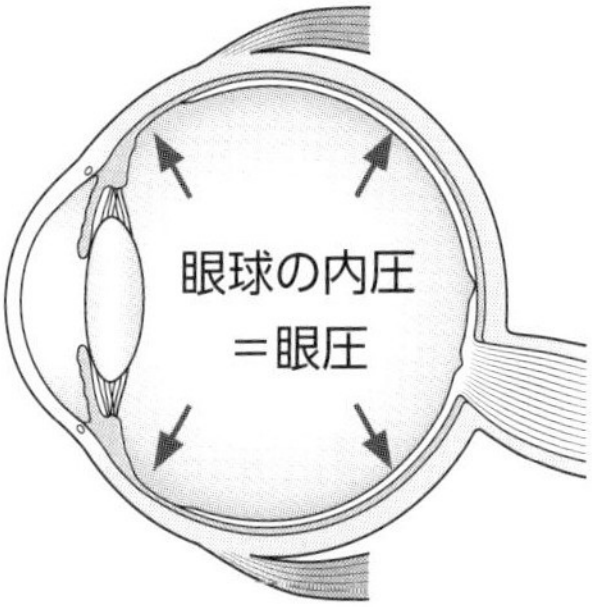

眼圧とは、眼球の内側からかかる圧力のこと。眼圧があることで、目は丸い形を保つことができる

ことができます。

検査前には瞳孔《どうこう》を広げる散瞳薬《さんどうやく》を点眼します。検査後、まぶしさ、見え方の違和感が生じやすくなりますが、数時間ほどで戻るので心配はいりません。

また、眼底カメラ検査では、眼底の様子を写し出すことができます。眼底に光を当てただけでも撮影できますが、蛍光色素を含んだ造影剤を腕から注射し、10秒ほど待ってから撮影することもあります。

造影剤を使うことで、より細かく血管を写し出すことができます。

●OCT（光干渉断層計）検査

眼底に当てた近赤外線の反射をコンピュータで解析し、網膜の断面を描き出します。

▼眼底検査

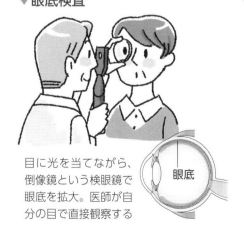

目に光を当てながら、倒像鏡という検眼鏡で眼底を拡大。医師が自分の目で直接観察する

▼眼底カメラ／蛍光眼底造影検査

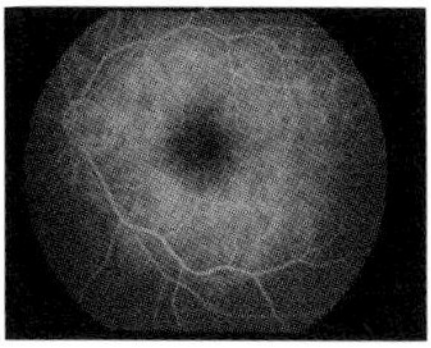

造影剤を使うと、より詳細に血管が写し出せるため、眼底の状態を把握しやすい

網膜の血管や視神経の状態まではっきりわかるため、緑内障、加齢黄《おう》斑《はん》変性（↓3章）の診断に効果を発揮します。

見え方に影響する病変は、角膜や水晶体など、目の表面に近いところに生じることもあります。しかし、深刻な影響を与えるおそれのある病気の多くは、網膜や視神経など、目の奥の「眼底」といわれるところに生じます。

専門的な検査を受けることで、目の病気を早期に発見することができるので、きちんとチェックを受けておきましょう。

▼OCT（光干渉断層計）検査

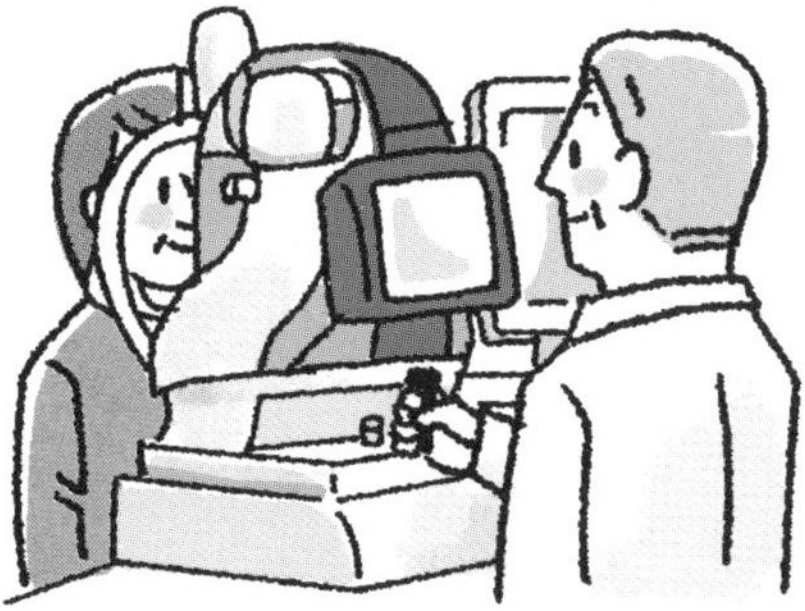

網膜の断面を描き出すことで、眼底が詳しく調べられる

OCTによる網膜の断層図

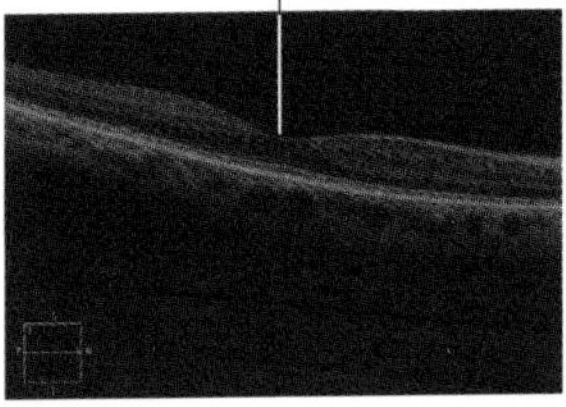

Q8 複数の目の病気が見つかることもあるのですか？

目の病気は有病率が高いものが多く、互いに関連し合うこともあり、**一度に複数の病気が見つかったり前後して生じたりすることがしばしばあります**。その場合、病気の組み合わせ、患者さんの状況などをみながら、治療の進め方を考えていきます。

高齢になるほど有病率が高くなる白内障（↓4章）は、50代では2人に1人、60代では3人に2人、70代では5人に4人、80歳以上ではほぼ全員かかることがわかっています（※1）。白内障の場合、緑内障（↓2章）や網膜の病気を手術する際に、同時に手術してしまうこともあります。

また、加齢黄斑《おうはん》変性（↓3章）の有病率は、50歳以上の60人に1人（※2）、緑内障では40歳以上の20人に1人（※3）、糖尿病網膜症（↓Q58）では、40歳以上の糖尿病患者の約10％（※4）、つまり10人に1人といわれており、加齢とともに併発しやすくなるため、患者さんの状況をみながら、それぞれの治療が進められます。

※1　白内障診療ガイドラインによる　※2※4　久山町研究（2012年）による
※3　日本緑内障学会多治見緑内障疫学調査による

Q9 強い近視の人は目の病気になりやすいというのは本当ですか？

目の病気をもつ人は、もともと強い近視だったという人が少なくありません。

強い近視の人にみられる目の特徴は、眼球の奥行きが広がり前後に細長くなること。その結果、網膜などが常に引っ張られた状態になります。目のパーツに余計な負担がかかることから、**強い近視は、網膜の病気や黄斑《おうはん》変性**（↓3章）、**緑内障**（↓2章）**などの目の病気の危険因子のひとつと考えられています。**

眼球の長さ自体は遺伝的な要因が強く、治療対象にはなりません。しかし、たとえ**レーシック手術などで屈折力を変えて近視を矯正したとしても、こうした危険性は減るものではありません。**

強い近視がある人は、矯正視力が出ていても、定期的に眼科を受診し、こまめなチェックを心がけましょう。

Q10 動脈硬化が目にダメージを与えることもありますか?

動脈硬化というと、脳卒中、心筋梗塞《こうそく》などの病気が思い浮かぶかもしれませんが、実は目の状態を大きく悪化させる要因のひとつでもあります。高血圧、高血糖、高コレステロールなどの影響で、厚く、硬くなった動脈壁が静脈を圧迫すると、静脈の血流が滞り、黄斑部《おうはんぶ》にむくみ（黄斑浮腫《ふしゅ》→Q63）が起こりやすくなります。また、血流が滞ることで血栓《けっせん》ができやすくなります（網膜中心静脈閉塞症）。

一方、全身の動脈硬化が進むと、ほかの部位でできた血栓が流れつき、網膜の動脈をつまらせることもあります（網膜動脈閉塞症）。血流が途絶えた状態が続くと、数時間で網膜の神経細胞は壊死《えし》してしまいます。その結果、急に目が見えなくなったり、視野の一部が欠けたりする事態に陥ることもあります。

網膜は血管が豊富な組織なので、動脈硬化の影響も現れやすいのです。食事、運動に配慮して血管のしなやかさを保つことが、目を守ることにもつながるのです。

2

視野が欠ける緑内障

Q11 緑内障とはどんな病気ですか?

緑内障は、**眼圧などの影響で視神経が障害され、見えにくさや視野の欠けが生じる病気**です。比較的ゆっくり進行しますが、放置すると失明に至る危険もあります。

眼球の丸みを保つためには一定の眼圧が必要です。しかし、その圧力が視神経を傷めてしまうこともあります。眼圧に大きく影響するのが**「房水《ぼうすい》」**という液体です。房水は、角膜と水晶体の間を満たしている透明の液体です。毛様体でつくられ、隅角《ぐうかく》に流れ込み、線維柱帯《せんいちゅうたい》、シュレム管を通じて排出されます。この房水の流れが滞って房水の量が増えると、眼圧が高くなり、視神経を圧迫します。

▼房水《ぼうすい》の流れと眼圧

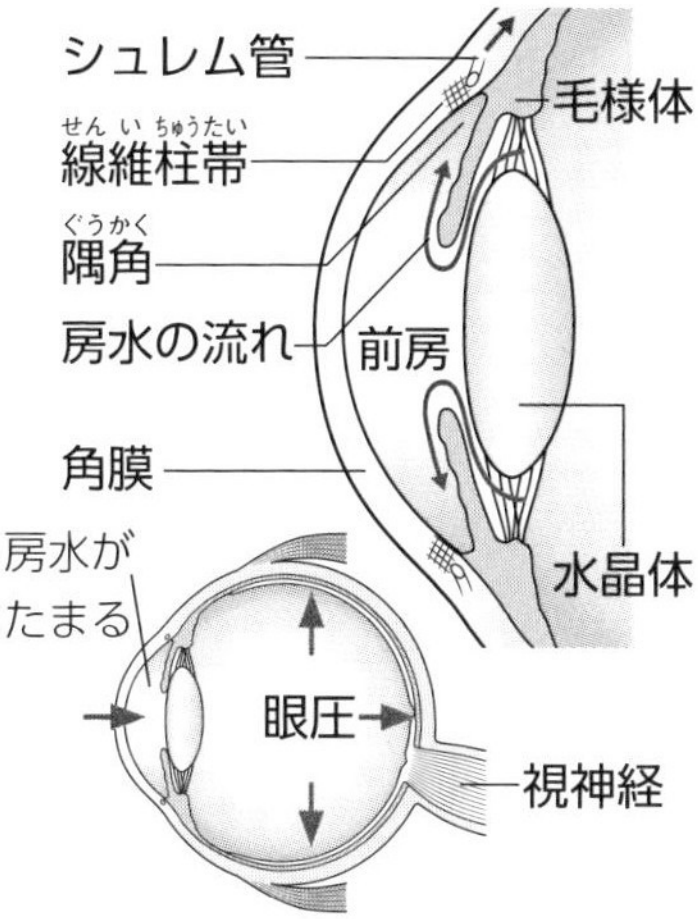

房水の流れが悪くなると、房水の量が増えて眼圧が高まる

Q12 失明原因の1位というのは本当ですか？

緑内障と診断を受けた人、あるいは疑いがあるといわれた人は、緑内障が失明原因の1位と聞くと不安でいっぱいかもしれません。

確かに**緑内障は失明原因の1位であることが統計からわかっています。**これは、緑内障の患者数が多いことに加えて、発症しても自覚症状が現れにくく、治療の開始が遅れがちなことに原因があるといえるでしょう。

緑内障対策は、その存在に気づくことが第一歩です。気づかずに放置していれば視神経の障害は進んでいきます。ですから、いちばん大切なのは定期的に目の検診を受けること。そして異常が見つかった場合は、自覚症状がなくても治療を継続することです。緑内障は、適切な治療をおこなうことで現状を維持することが可能です。

この先の人生において、緑内障とわかった、疑いがあるとわかった「今」が最良の状態といえます。見える状態を維持するために、しっかり治療を続けていきましょう。

Q13 緑内障のタイプを教えてください

緑内障は原因や発症のしかたなどにより、**「原発緑内障」「続発緑内障」「小児緑内障」**の3つにタイプ分けされています。

原発緑内障は、加齢とともに起こりやすいタイプ。続発緑内障は、高度に進んだ白内障（↓4章）やぶどう膜炎、糖尿病網膜症（↓Q58）、ステロイドの長期使用などの影響で発症するタイプです。また小児緑内障は、主に先天的な原因で隅角《ぐうかく》がうまく形成されないために起こる緑内障です。さらに「原発緑内障」は、「原発閉塞隅角緑内障」と、「原発開放隅角緑内障」の2つに分けられます。

● **原発閉塞隅角緑内障**……房水《ぼうすい》の排出口となる隅角がふさがることで、房水がわずかしか排出されなくなります。

● **原発開放隅角緑内障**……房水の排出口のフィルター役を果たしている線維柱帯《せんいちゅうたい》が目詰まりを起こし、房水が排出されにくくなります。この原発開放隅角緑内障は、さ

緑内障のタイプ

多くの場合、緑内障はそれに先立つ病気などがないまま発症します。なかでも、一般的には高いとはみなされない程度の眼圧で発症する例が多数を占めています。

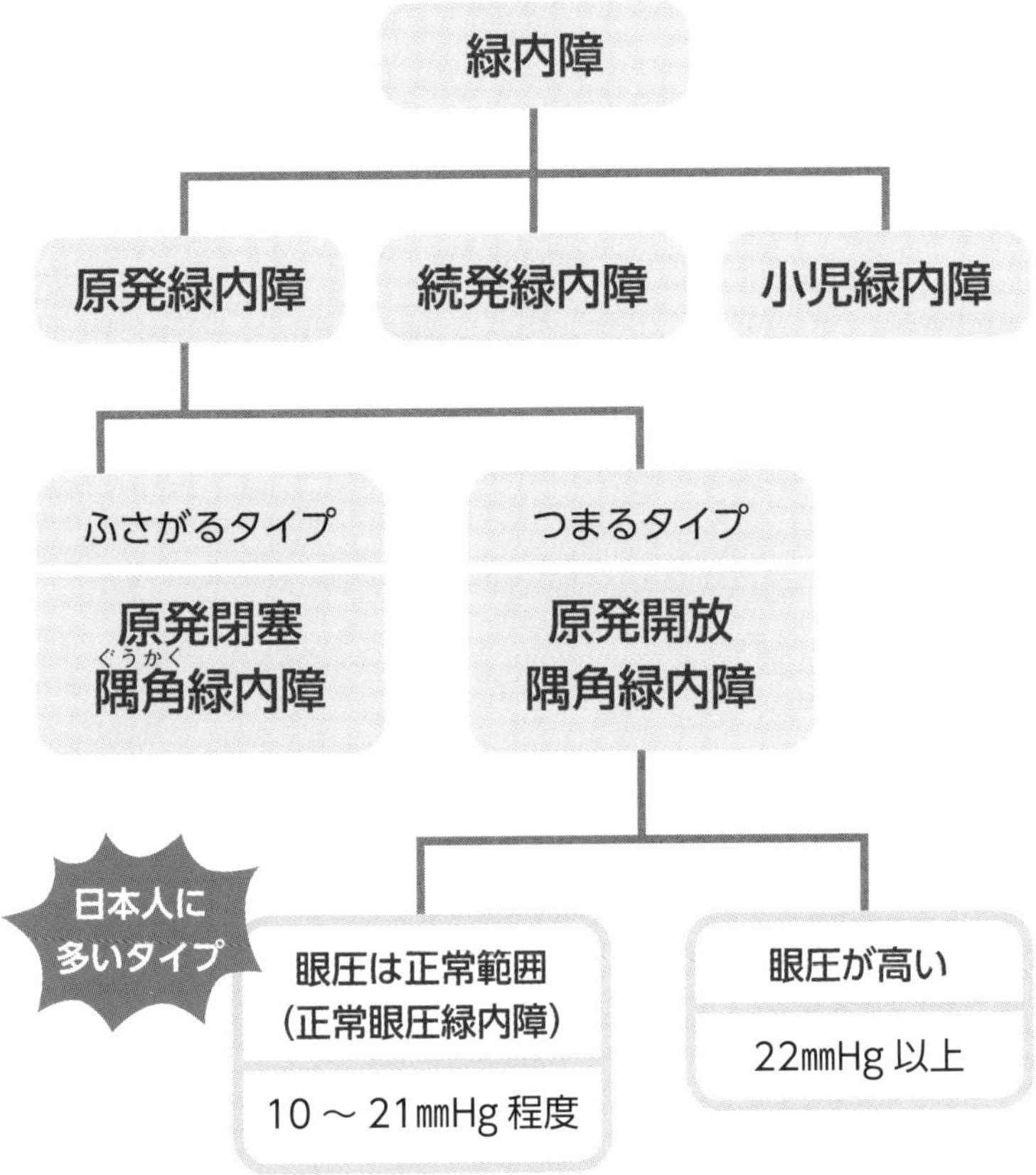

らに「眼圧が高い」タイプと「眼圧は正常範囲内」のものに分類されます。

原発開放隅角緑内障のなかでも日本人の患者さんに多いのが、眼圧はさほど高くないまま発症する**「正常眼圧緑内障」**（→Q18）です。

隅角で起きていること

虹彩《こうさい》によって隅角がふさがり、房水《ぼうすい》がシュレム管から排出されにくくなるタイプと、排出口のフィルター部分が目詰まりを起こすタイプに分けられます。

ふさがるタイプ

加齢とともに厚みを増した水晶体に押し出された虹彩が、房水の排出口となる隅角をふさいでいる

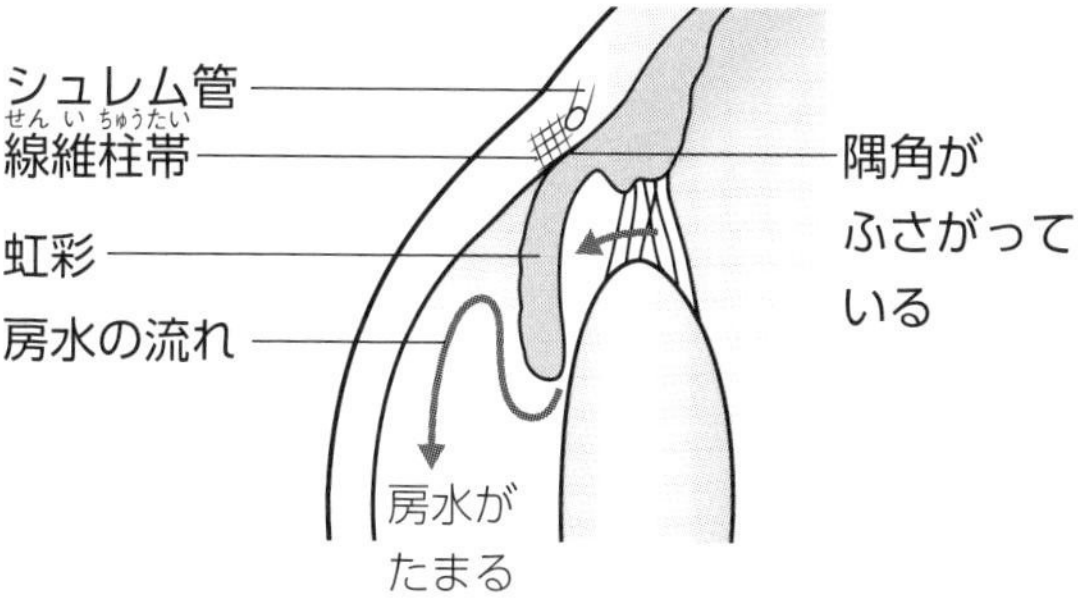

つまるタイプ

網目状の線維柱帯に、老廃物などがたまっているため、房水が排出されにくい

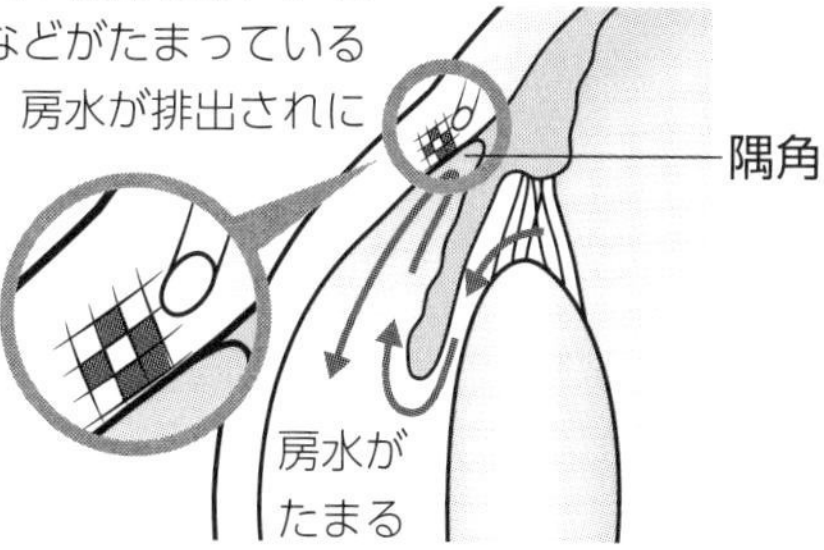

Q14 急性緑内障発作とはどんな発作ですか？

房水《ぼうすい》の排出が完全に止まってしまうと、眼圧が一気に急上昇し、さまざまな激しい症状が生じます。これを急性緑内障発作といいます。症状としては、**激しい頭痛や吐き気**、**目の充血**、また**突然目が見えなくなる**こともあります。治療が遅れると失明のおそれもあるので、すぐに眼科か救急病院を受診しましょう。

こうした発作が起こる背景には、眼圧を上げやすい条件の重なりがみられます。暗い場所での長時間の作業、うつむきやうつ伏せの姿勢、興奮やイライラ、かぜ薬などの服用、などが眼圧を急上昇させる要因として考えられます。また、視神経は障害を受けていないが隅角《ぐうかく》が狭い「原発閉塞隅角症」でも発作を起こす危険性が高くなります。レーザー治療（→Q27）による処置を受けるなどの注意が必要です。

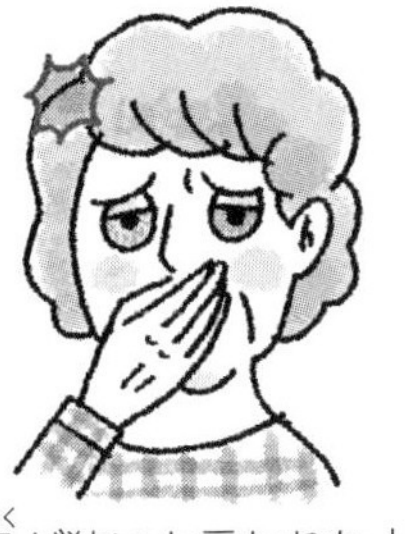

隅角《ぐうかく》が狭いと言われた人は、発作に気をつけたい

Q15 検査について教えてください

問診の内容をふまえ、視力検査に加えて、各種検査がおこなわれます。

●**視野検査**……視野に欠けがあれば、緑内障が強く疑われます。

●**眼圧検査**……眼圧が高い人は要注意。ただし、正常範囲内だから大丈夫ともいえません。

●**細隙《さいげき》灯《とう》顕《けん》微《び》鏡《きょう》検査**……房水《ぼうすい》が流れ込む隅角《ぐうかく》の状態を調べます。

●**眼底検査**……視神経が障害され、減少すると視神経乳頭《にゅうとう》のへこみが大きくなります（視神経乳頭陥凹《かんおう》拡大）。緑内障で起こる変化のひとつですが、生まれつきのものや強い近視で大きくな

▼眼底検査・視神経乳頭《にゅうとう》陥凹《かんおう》拡大

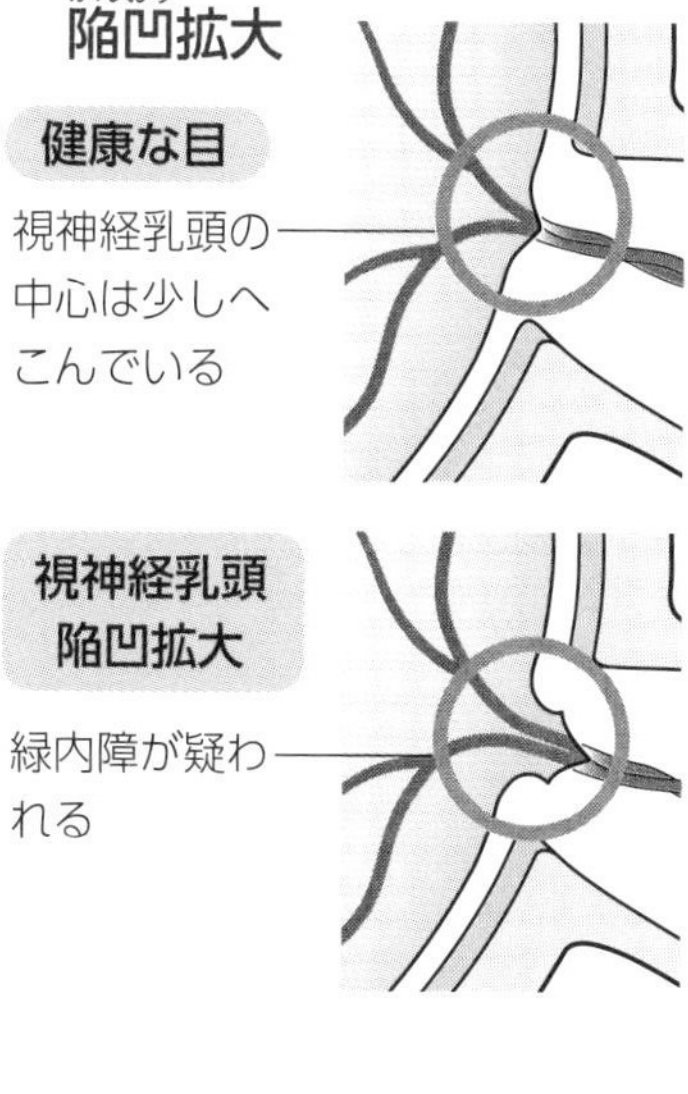

ることもあります。

●OCT（光干渉断層計）検査……視神経線維の厚みを計測できます。緑内障で視神経の障害があると、薄くなっていくなどの特徴がみられます。

下のグラフは、OCTで測定した視神経線維層の厚みです。点線で示した部分が視神経線維の厚みです。色の濃い部分まで下がっているところは、障害を受けている可能性があります。

これらの各種の検査の結果から、緑内障かどうか医師が診断を下します。

とくに重要なのは、視野の欠けと視神経の障害の程度を確かめる検査です。

▼OCT検査／視神経線維層のグラフ

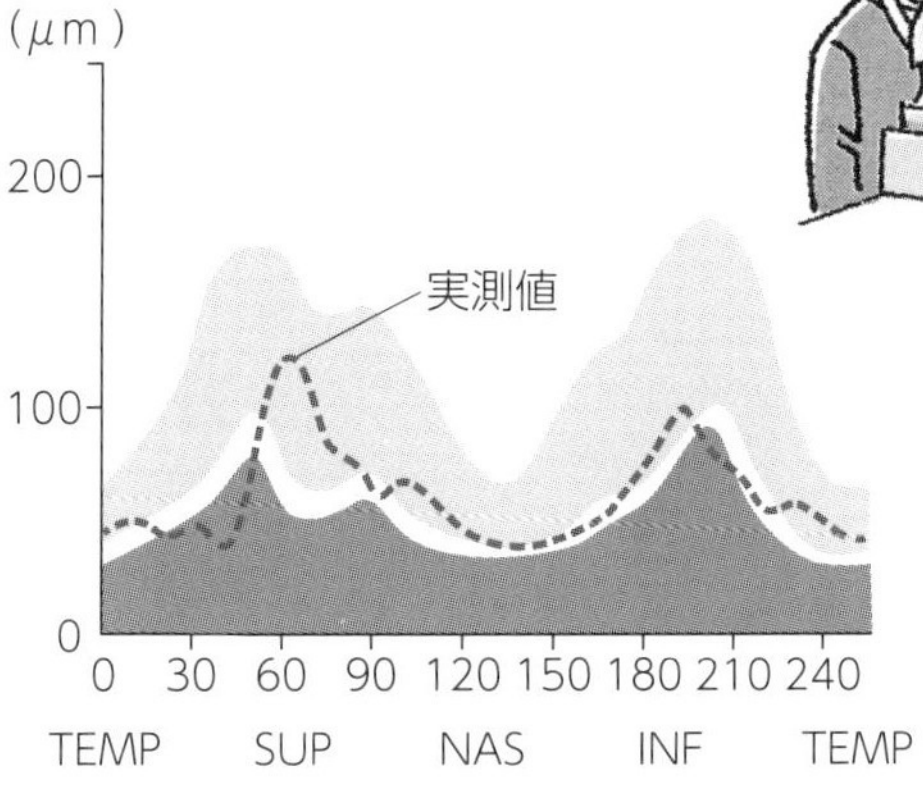

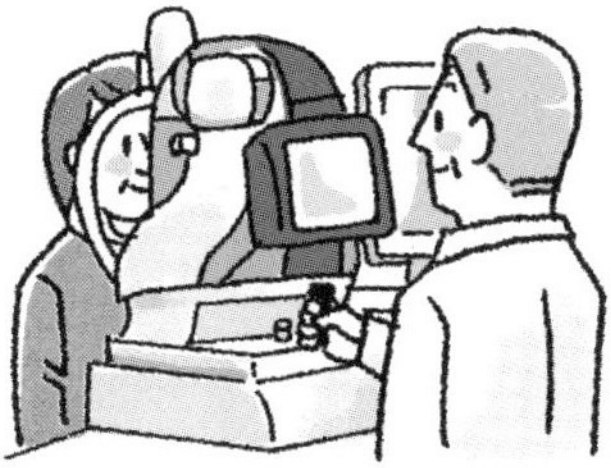

眼底に近赤外線を当てて視神経線維層の厚みを測る。薄いグレーは平均的な厚さを示す。点線が薄いグレー内に収まっていれば問題ないが、下回る部分はダメージを受けている。

Q16 治療しないといつか目が見えなくなってしまうのですか？

比較的早い時期に見つかり、すぐに治療を開始することで、多くの場合、失明を回避することができます。

ただし、緑内障は、初期や中期には、自分で症状に気づきにくく放置されがちです。治療をおこなわないまま放置していれば、たとえ自覚症状がなくても病気は進行します。

緑内障は、放置すると次第に見えづらくなり、失明に至る危険のある病気です。健診などで、緑内障の疑いを指摘されたら、すぐに精密検査を受け、対策をとることが肝心です。

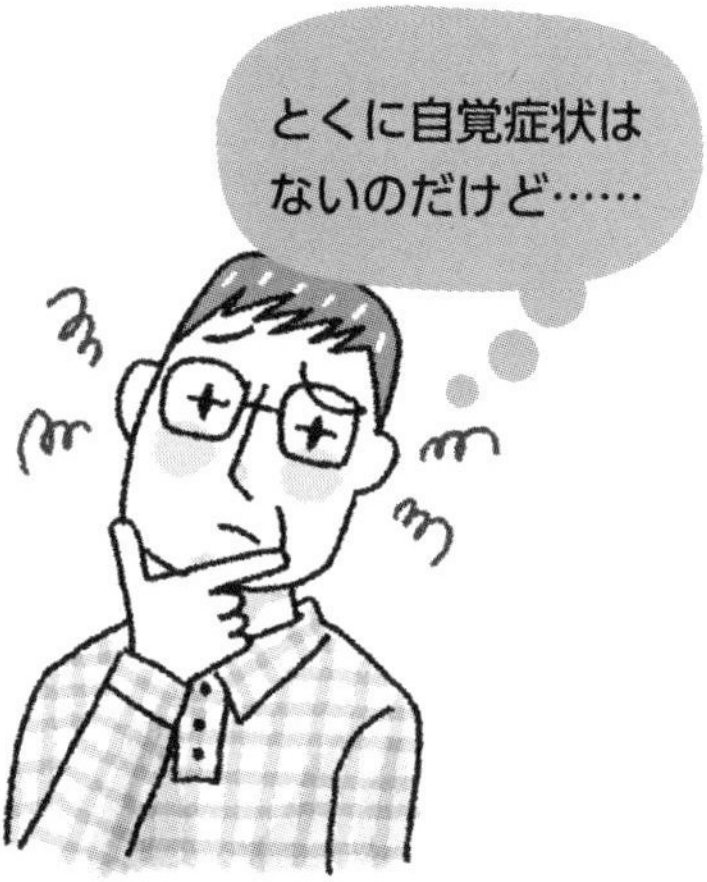

自覚症状がなくても、
放置するのは危険

Q17 欠けた視野はもとに戻らないのですか?

緑内障の代表的な症状は、「視野の欠け」です。視野が欠けるのですからすぐに気づきそうなものですが、必ずしも気づくわけではありません。左右の目それぞれに多少視野の欠けがあったとしても、両目で見ることによって、欠けた部分を脳が補ってひとつの像として認識するため、自分でその症状に気づくことは難しいのです。

病気が進行して視野の欠けが大きくなると、見え方の異変に気づきます。しかし、この時点で治療をおこなっても、残念ながら**失った視野の欠けをもとに戻すことはできません。**緑内障とわかったら、医師とともに治療に取り組み、今の状態から先へ進ませないことがなによりも重要です。

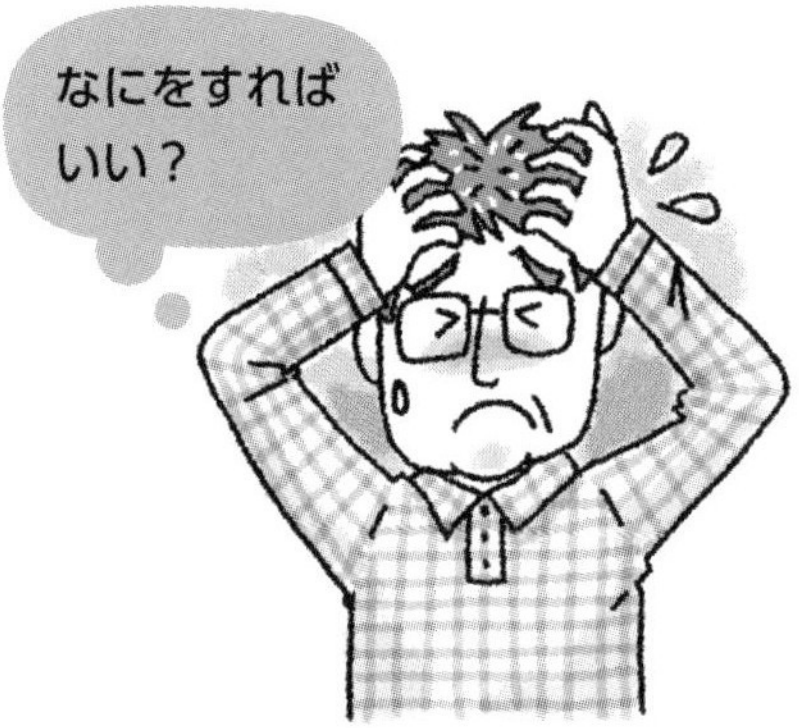

失った視野の欠けは
もとには戻らない

Q18 眼圧は正常なのに緑内障といわれました

眼圧の高まりは視神経を障害する大きな要因になりますが、それだけが緑内障を発症する原因ともいえません。一般的には正常範囲（10～21㎜Hg）と考えられる程度の眼圧でも緑内障は起きます。とくに**日本人の緑内障の患者さんの約7割がこの正常眼圧緑内障**であることがわかっています。健診などで「眼圧は異常なし」といわれても油断できない理由は、ここにあります。眼圧が高いかどうかは、一人ひとりの目の状態で判断すべきものです。どれだけの圧力に耐えられるかは、人によって違うため、耐久性がなければ、眼圧が正常範囲内であっても障害が起きてくるのです。

▼緑内障のタイプ別割合
（40歳以上）

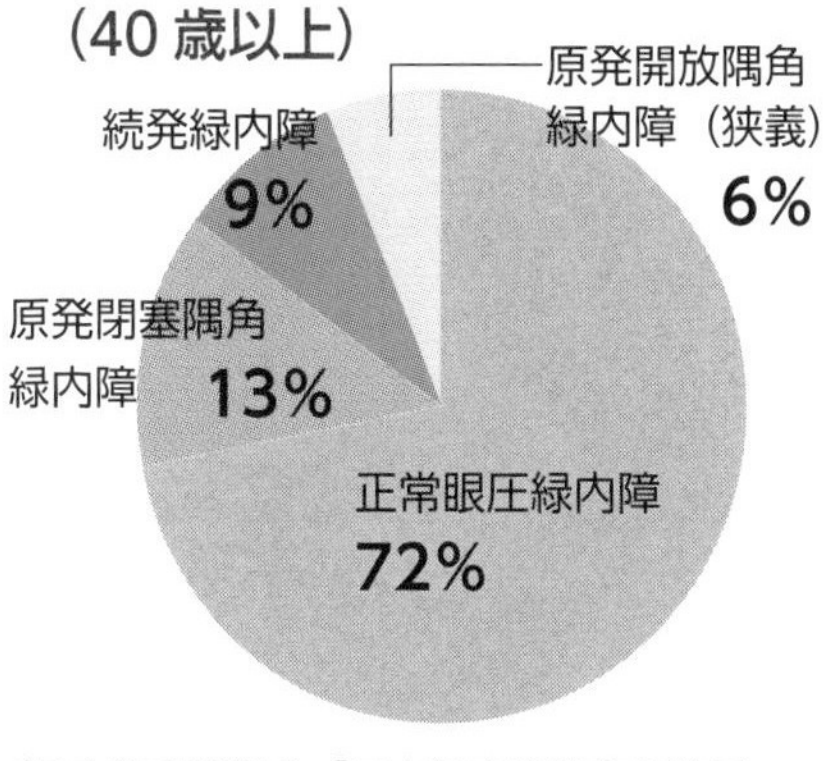

（日本緑内障学会「日本緑内障学会多治見疫学調査報告書」2012による）

Q19 早期発見のために、なにをしたらよいですか？

緑内障では、治療をおこなうことで現状を維持することはできても、一度失った視野の欠けをもとに戻すことはできません。また、病気がかなり進行しないと、自覚症状がないことは、前にも述べた通りです（↓Q17）。ですから早期発見のためには、**症状が現れる前に、眼科で定期的に目の検査を受ける**ことをおすすめします。

緑内障かどうかを調べるためには、視野検査や眼圧検査だけでは不十分です。視神経の状態を調べる「眼底検査」や「OCT検査」（↓Q15）をおこなう必要があります。老眼や白内障（↓4章）の検査、メガネの度数調整などで**眼科を受診する際は、「緑内障の検査もお願いします」と医師に伝え、一歩踏み込んだ検査を受ける**ようにしましょう。また、目に特化した健康診断**「眼科ドック」を1年に1回受ける**のもよいでしょう。緑内障をはじめ、加齢黄斑《おうはん》変性（↓3章）や白内障などの病気を早期に発見することができます。

Q20 緑内障の治療の目的を教えてください

緑内障の治療は、視神経の負担を減らすことを第一に考えます。そのためには、治療前の眼圧が高い場合はもちろん、正常眼圧であっても、**房水《ぼうすい》の流れを改善して眼圧を下げる**治療がおこなわれます。**視神経の圧迫をゆるめて障害を進めない**ことが大切です。

治療法は、点眼薬、レーザー治療、手術の三本柱です。

● **点眼薬**……緑内障の基本となる治療です。眼圧を下げる効果のある点眼薬が使用されます（→Q22）。

● **レーザー治療**……外来でレーザー治療を受けることもできます（→Q27）。

● **手術**……ほかの治療で効果が薄ければ入院して手術がおこなわれます（→Q29）。

病気の進行はゆるやかとはいえ、放置していれば徐々に悪化していきます。できるだけ早い段階で治療を始め、継続していくことが必要です。

Q21 タイプによっておこなわれる治療も異なるのですか？

緑内障の治療は、**隅角《ぐうかく》の状態によって進め方が異なります。**

●原発開放隅角緑内障

隅角がつまっているタイプでは、薬物療法が中心となります。点眼薬の効果が薄い場合、レーザー治療によって眼圧を下げる治療がおこなわれます。レーザー治療でも改善しない場合は、手術が検討されます。

●原発閉塞隅角緑内障

隅角がふさがってしまっているタイプでは、まずレーザー治療による治療がおこなわれます。その後、状態に応じて必要であれば薬物療法がおこなわれます。さらに、レーザー治療や薬物療法でも効果が薄い場合、手術がおこなわれます。

また、白内障（→4章）やぶどう膜炎、糖尿病などの病気が原因で起こる続発緑内障（→Q13）の場合は、原因となっている病気の治療も必要です。

Q22 治療薬について教えてください

治療に用いられる点眼薬は、房水《ぼうすい》がつくられる量を減らすなどして、眼圧を下げるのが目的です。治療薬の種類は豊富ですが、実際に使用するのは、多くの場合2～3種類です。最初に使われる薬は、効果が高く、副作用の面からも安心できる第一選択薬が中心となります。また、第一選択薬で効果が不十分な場合、第二選択薬のなかから併用される薬が検討されます。

〈第一選択薬〉

● **プロスタグランジン関連薬（商品名：キサラタン®など）**……房水の排出を促進する薬で、高い効果が期待される薬です。あふれた液剤をそのままにすると、皮膚の黒ずみが起きやすいので注意が必要です。

● **β《ベータ》遮断薬（商品名：チモプトール®など）**……房水の産生を抑制する薬で、効果が期待されます。心臓や気道に影響するおそれがあるため、ぜんそくがある人には使用できません。

- **$\alpha_1\beta$《アルファワンベータ》遮断薬（商品名：ニプラノール®など）**……房水の産生を抑制したり、排出を促進したりする効果があります。β遮断薬と同様の理由から、ぜんそくがある人には使用できません。

〈第二選択薬〉

- **α_1遮断薬（商品名：デタントール®など）**……第一選択薬に比べ効果は低いものの、房水の排出を促進する作用があります。
- **炭酸脱水酵素阻害薬（商品名：トルソプト®など）**……房水の産生を抑制する効果があります。
- **α_2刺激薬（商品名：アイファガン®など）**……房水の産生を抑制し、排出を促進します。口が乾いたり、鼻が乾燥したりすることがあります。
- **ROCK《ロック》阻害薬（商品名：グラナテック®）**……房水の排出を促進する効果があります。結膜炎や充血などが起こりやすくなります。
- **副交感神経刺激薬（商品名：サンピロ®）**……房水の排出を促進します。鼻水が出やすくなります。

緑内障の主な治療薬

第一選択薬

第一選択薬のなかでも、プロスタグランジン関連薬の効果が高く、もっとも使用されています。第一選択薬で効果が不十分な場合は、第二選択薬が併用されます。

種類	一般名（カッコ内は商品名）	房水への作用 排出促進	房水への作用 産生抑制	目への副作用	注意点
プロスタグランジン関連薬	ラタノプロスト（キサラタン）	✓		虹彩やまぶたへの色素沈着、まつ毛の増量、上まぶたがくぼむなど	あふれた液剤をそのままにしておくと皮膚の黒ずみが起きやすい
	トラボプロスト（トラバタンズ）				
	タフルプロスト（タプロス）				
	ビマトプロスト（ルミガン）				
	オミデネパグ・イソプロピル（エイベリス）				
β遮断薬	チモロール（チモプトール、リズモン）		✓	刺激感、かゆみなど	心臓や気道に影響するおそれがある。ぜんそくがある人には使えない
	カルテオロール（ミケラン）				
	レボブノロール（レボブノロール）				
	ベタキソロール（ベトプティック）				
$\alpha_1\beta$遮断薬	ニプラジロール（ニプラノール、ハイパジール）	✓	✓		

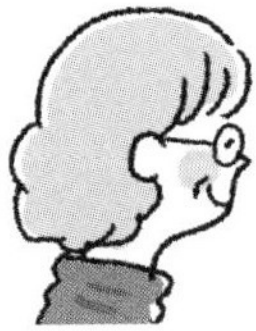

第二選択薬 ＋

種類	一般名 （カッコ内は商品名）	房水への作用 排出促進	房水への作用 産生抑制	目への副作用	注意点
α_1遮断薬	ブナゾシン （デタントール）	✓		充血、 刺激感 など	ほとんど ない
炭酸脱水酵素阻害薬	ドルゾラミド （トルソプト） ブリンゾラミド （エイゾプト）		✓	刺激感、かゆみ、充血 など	ほとんど ない
α_2刺激薬	ブリモニジン （アイファガン）	✓	✓	結膜蒼白、 散瞳※ 結膜炎など	口の乾き など
ROCK 阻害薬	リパスジル （グラナテック）	✓		結膜充血、 結膜炎など	ほとんど ない
副交感神経 刺激薬	ピロカルピン （サンピロ）	✓		暗くぼやけて見える、 充血、視力 低下など	鼻水が 出やすい
イオン チャネル 開口薬	イソプロピルウノプロストン （レスキュラ）	✓		結膜充血、かゆみ、痛みなど	皮膚の黒ずみが起きやすい

※瞳孔が開くこと

●イオンチャネル開口薬（商品名：レスキュラ®）……房水の排出を促進する効果があります。まつ毛が濃くなる、皮膚の黒ずみなどが起こりやすいので注意が必要です。

また、2種類の薬が配合された合剤を使用するケースもあります。合剤なら一度の点眼ですませることができるため、点眼の回数を減らすことができます。

近年、緑内障の治療薬として、眼圧を下げる効果のある新薬の開発が進んでいます。将来、こうした新薬の恩恵が受けられるよう、きちんと治療を続け、進行を抑えることが大切です。

▼合剤の種類（カッコ内は商品名）

プロスタグランジン関連薬＋β遮断薬	ラタノプロスト＋チモロール（ザラカム）
	トラボプロスト＋チモロール（デュオトラバ）
	タフルプロスト＋チモロール（タプコム）
	ラタノプロスト＋カルテオロール（ミケルナ）
β遮断薬＋炭酸脱水酵素阻害薬	チモロール＋ドルゾラミド（コソプト）
	チモロール＋ブリンゾラミド（アゾルガ）
α_2刺激薬＋β遮断薬	ブリモニジン＋チモロール（アイベータ）
α_2刺激薬＋ROCK阻害薬	ブリモニジン＋リパスジル（グラアルファ）

Q23 眼圧はどれくらいを目標にすればいいですか？

継続して治療に取り組むには、目標を立てることも大切です。目標としてわかりやすいのが、眼圧の数値です。

治療目標を明確にし、医師と共有していくことで、前向きな気持ちで治療に取り組むことができるでしょう。

眼圧の正常値は、10～21㎜Hgですが、正常値であっても緑内障と診断されるケースもあるため（正常眼圧緑内障→Q18）、**目標の目安となるのは、患者さんの計測値から、2～3割下げた数値**です。

たとえば、20㎜Hgの人であれば、14～16㎜Hgを目標にするとよいでしょう。

ただし、患者さんの状況によっては目標値の設定が異なることもあります。医師の指示に従って治療を進めていきましょう。

Q24

点眼薬の正しい使い方を教えてください

薬は、**正しく使うことで初めて効果が得られます。**「見える目を守るための習慣」として毎日欠かさず続けていきましょう。回数は、1日1～2回で、薬の種類によって異なります。指示をしっかり守って続けましょう。

点眼する際は、**片手を握って下まぶたを引き、その手の上に容器を持った手を置いて目頭のあたりに1滴たらします。**確実に目の中に入るように注意が必要です。

また、点眼薬をさしたあと、目をパチパチさせると、液剤があふれやすく、薬剤が浸透しません。点眼後は、1～2分間そっと目をつぶり、薬剤が浸透するのを待ちます。このとき、目頭を指で押さえるとよいでしょう。目頭の内側には涙点《るいてん》という小さな孔《あな》があります。なにもしないでいると、点眼薬がここから鼻涙管《びるいかん》を通って鼻へ抜けてしまいます。指で軽く押さえることで、点眼薬が目にとどまりやすくなります。また、薬が2種類以上ある場合は、5分ほど間隔をあけてからさすとよいでしょう。

▼治療効果を高める点眼薬のさし方

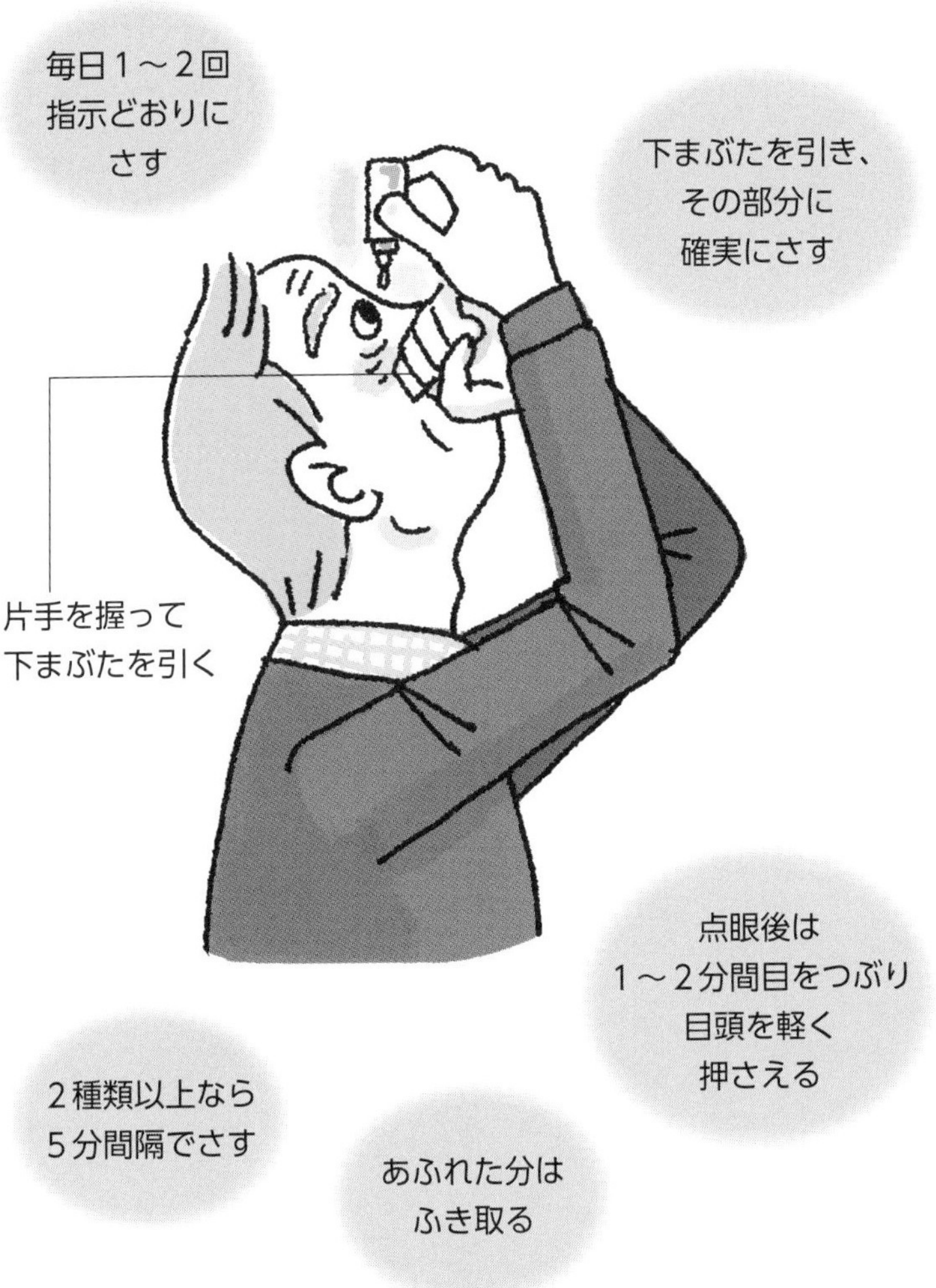
毎日1～2回
指示どおりに
さす
下まぶたを引き、
その部分に
確実にさす
片手を握って
下まぶたを引く
点眼後は
1～2分間目をつぶり
目頭を軽く
押さえる
2種類以上なら
5分間隔でさす
あふれた分は
ふき取る

Q25 自覚症状がなくても治療を続けなければいけませんか？

自覚症状もないし、しみるから、などの理由で、薬物療法を勝手に中断してしまう患者さんもなかにはいます。しかし、**薬物療法を中断すると、知らず知らずの間に病気が進行し、ある日突然、視覚障害が起こる可能性が高まります。**

薬物療法は緑内障治療の基本となるもので、**毎日、きちんと点眼を続けていれば、視神経への負担は大きく減らせます。**ほかの治療法を受けたあとも、点眼薬は続けるように指示されることもあります。

問題はきちんと続けられるかどうかです。緑内障の治療薬は「しみる」「充血する」など、使用感がよいとはいえないものもあります。種類が増えると、決まった手順を守りにくくなる傾向もみられます。困りごとがあれば医師に相談し、自分の状態に合った、なるべく使いやすい薬を処方してもらいましょう。また、薬物療法の目的をしっかり理解しておくことも大切です。

Q26 点眼薬をさし忘れたときはどうすればいいですか？

点眼薬の効果は長くても24時間程度しか続きません。ですから、**さし忘れに気づいたら、気づいた時点で点眼するのが原則**です。ただ、なかには注意が必要な点眼薬もあります。

プロスタグランジン関連薬（↓Q22）は、効果が高く、使用している患者さんも多いのですが、この薬をさし忘れたときは、気づいた時点ですぐにささずに、1回とばして次のタイミングでさすようにしましょう。時間をあけずにさすことで、薬の濃度が上がり、それが治療効果に影響することがあります。

とはいえ、治療薬にはたくさん種類があります。薬の種類によって対応が異なることもあるため、点眼薬を処方された際は、**主治医や薬剤師にさし忘れたときの対処法を事前に確認**しておくとよいでしょう。

Q27 レーザー治療はどんなときにおこなわれますか？

房水《ぼうすい》の排出路のつまりがひどかったり、ふさがれたりしていれば、点眼薬だけで房水の量をコントロールすることはできません。そのため、**レーザーを照射して、房水が流れ出る道筋をつけ、眼圧を下げる**レーザー治療がおこなわれます。

レーザー治療では、まず、治療後に生じやすい一過性の眼圧の上昇を防ぐ薬や、麻酔薬が点眼されます。次に、特殊なコンタクトレンズを装着し、装置の前に座り、頭を固定した状態でレーザー照射を受けます。痛みはほとんどありません。レーザー治療は、5～20分程度で終了します。基本的には日帰りで、入院せずに受けることができます。

照射後は、1～3時間ほど様子をみます。眼圧の上昇を防ぐ薬を点眼後、眼圧をチェックし、必要に応じて治療薬が投与されます。問題がなければ帰宅となります。

また、治療後に炎症が起きることもあるため、通院で状態をチェックしていきます。

Q28 レーザー治療の具体的な方法を教えてください

レーザー治療にはさまざまな方法がありますが、房水《ぼうすい》の排出を促す目的でおこなわれるのは、主に**「レーザー虹彩《こうさい》切開術」「レーザー線維柱帯《せんいちゅうたい》形成術」**の2つです。

隅角《ぐうかく》が狭く、排出路がふさがっている場合には、レーザー虹彩切開術が第一選択の治療法になります。**虹彩にレーザーで小さな孔《あな》をひとつ開け、**そこから房水が出てこられるようにします。治療後に薬物療法をおこなうかどうかは、目の状態をみながら判断されます。

レーザー線維柱帯形成術は、隅角の狭まりはみられず、薬物療法を続けているけれど眼圧が思うように下がらない、という場合に試される治療法です。

薬物療法の補助的な役割をもつ治療法で、治療後も薬物

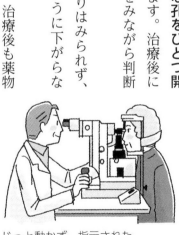

じっと動かず、指示された方向を見ていればよい

療法は続けることが大半です。目詰まりを起こしている**線維柱帯にレーザーを当て、網目を広げる**ことで房水が流れ出やすくなるようにします。

また、レーザー治療をおこなったあとに再発した場合、レーザー治療を再度おこなったほうがよいか、手術を受けたほうがよいかは、患者さんの目の状態によります。医師とよく相談し、今後の治療方針を考えていきましょう。

▼レーザー虹彩《こうさい》切開術

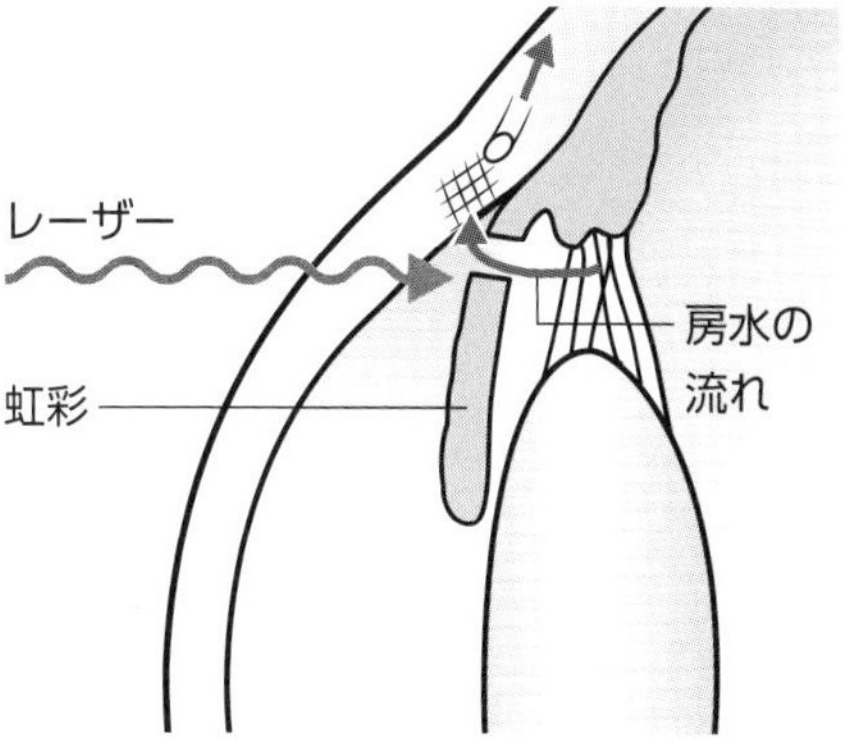

虹彩に開けた孔《あな》から房水《ぼうすい》が隅角《ぐうかく》に流れ込み、排出される

▼レーザー線《せん》維《い》柱帯《ちゅうたい》形成術

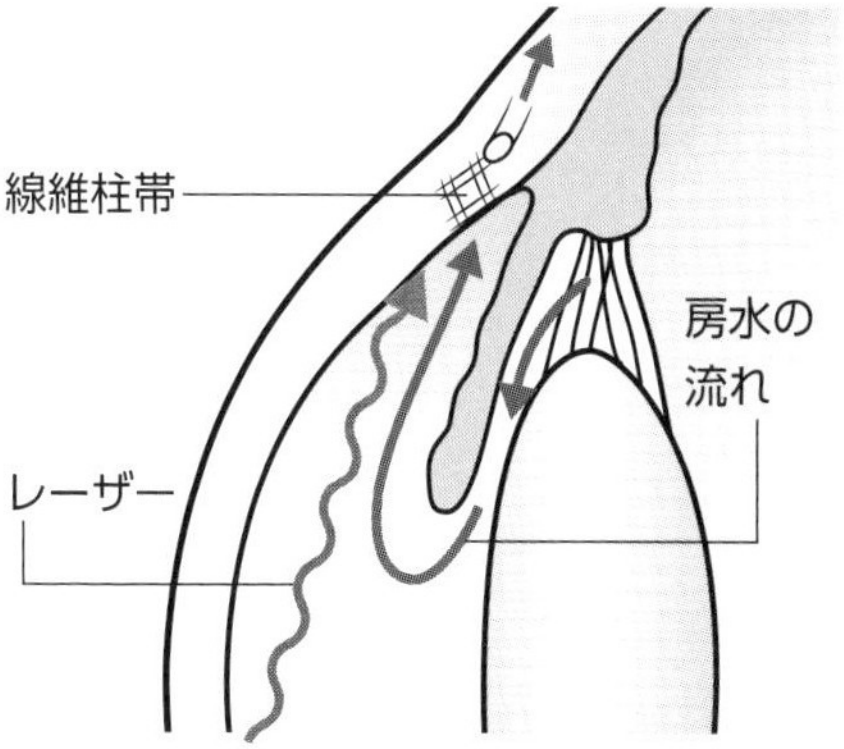

レーザーが当たった線維が縮んでほかの線維を引っ張るため、網目が広がる

Q29 手術が必要になるのはどんなときですか？

点眼薬やレーザー治療では排出路の不具合が解消できないこともあります。そんなときは、新たな排出路をつくったり、排出路となるチューブを設置したりする手術を検討します。

緑内障の手術は、眼圧調整、出血への対応など、術後の管理が重要です。また、手術によって結膜の下にできる房水《ぼうすい》のたまり場（濾過胞《ろかほう》）に細菌が入り込んで、感染が眼球内に広がってしまう危険性は、術後数年たってもゼロにはなりません。

それでも、**ほかの治療法では眼圧が下がらず失明のおそれが強い場合は、手術を選択**したほうがよいということもあります。手術によるメリットとデメリットをよく理解したうえで、医師と相談して決めることが肝要です。

最近では、MIGS《ミグス》（→Q32）という、患者さんに負担の少ない低侵襲《ていしんしゅう》緑内障手術も注目されていて、白内障手術と同時にMIGSをおこなうケースが増えています。

Q30 どんな方法で手術がおこなわれるのでしょうか？

新たな排出路から房水《ぼうすい》を目の外へ引き出し、周囲の組織に吸収されるようにする手術は、「濾過《ろか》手術」といわれます。

濾過手術のなかでも、**新たな排出路をつくるのが「線維柱帯切除術《せんいちゅうたい》」**です。この手術は、結膜と強膜の一部を薄くはがし、その下の強膜と虹彩《こうさい》に孔《あな》を開け、房水の通り道をつくります。切開後は、孔がふさがらないように、癒着《ゆちゃく》を防ぐ薬をぬります。また、孔にふたをするように強膜、結膜をかぶせてから縫い合わせます。結膜の下に排出された房水は、徐々に毛細血管に吸収されていきます。

術後になっても眼圧が変化しない場合は、縫合した糸をレーザーで切って眼圧を調整します。術後管理や調整で1週間から10日ほどの入院が必要になります。

また、線維柱帯切除術をおこなっても十分な効果が得られない場合や、以前受けた手術の影響で通常の手術が困難な場合は、**「チューブシャント手術」**がおこなわれます。この手術では、**排出路となる器具を入れることで、房水の流れを確保**します。使用する器具によって、大きく2つの方法に分けられます。

● **チューブのみ**……強膜にステンレス製の小さな器具を挿入して、房水が流れ出す

▼線維柱帯切除術《せんいちゅうたい》

強膜と虹彩《こうさい》に小さな孔《あな》を開け、新たな排出路をつくります

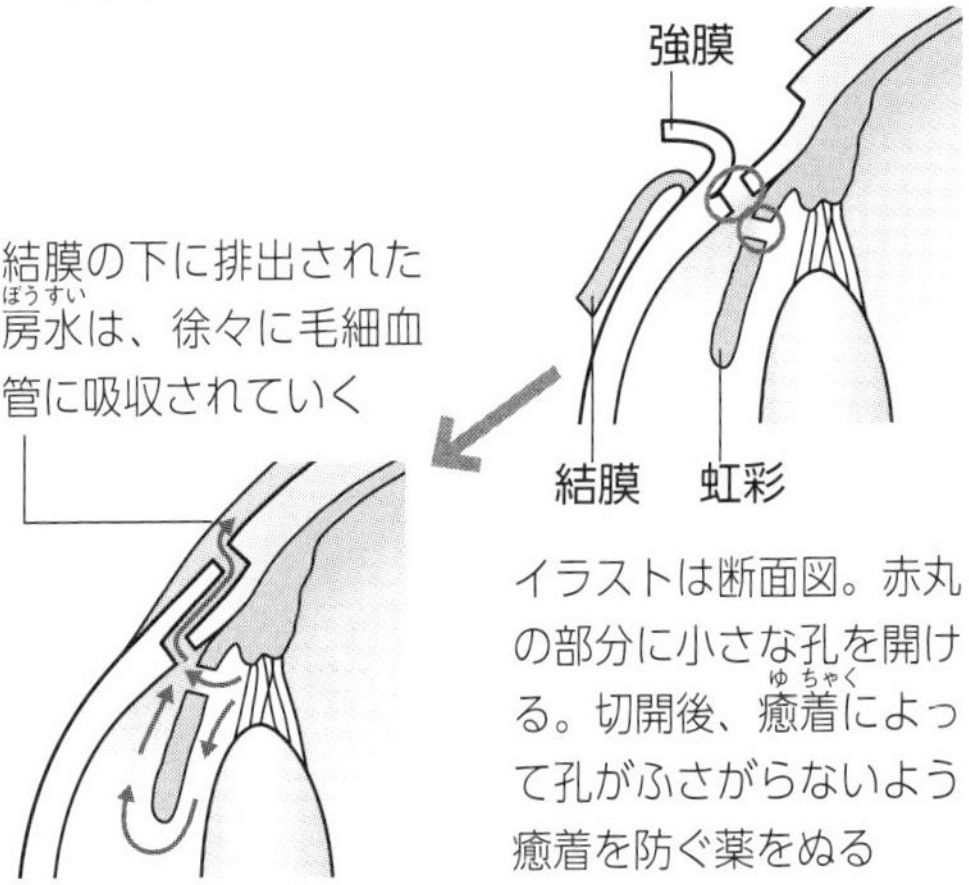

イラストは断面図。赤丸の部分に小さな孔を開ける。切開後、癒着《ゆちゃく》によって孔がふさがらないよう癒着を防ぐ薬をぬる

軽ければ「広げるだけ」の方法も

軽症の場合は、孔は開けず、線維柱帯やシュレム管を切り広げるだけの「線維柱帯切開術」がおこなわれることもあります。また、強膜を切らずに、専用の器具（トラベクトーム）を角膜から挿入して手術する方法もあります。線維柱帯切開術は、初期から中期までの原発開放隅角《ぐうかく》緑内障が対象になります。

トンネルをつくります。線維柱帯切除術にくらべ強膜の傷は小さく、虹彩も切らずにすみます。

●プレート付き……シリコン製のチューブとプレートを使います。結膜を切開して、プレートを強膜に縫いつけたあと、チューブを前房に挿入します。

チューブシャント手術は、従来の手術法にくらべ房水の流れが一定に保たれやすいというメリットがあります。一方で器具の位置のずれ、感染など、器具を入れたままにしておくことで生じやすくなる合併症もあります。

手術後も定期的に受診し、経過をみてもらうことが大切です。

▼チューブシャント手術

チューブを入れて、房水の流れを確保する

チューブのみ

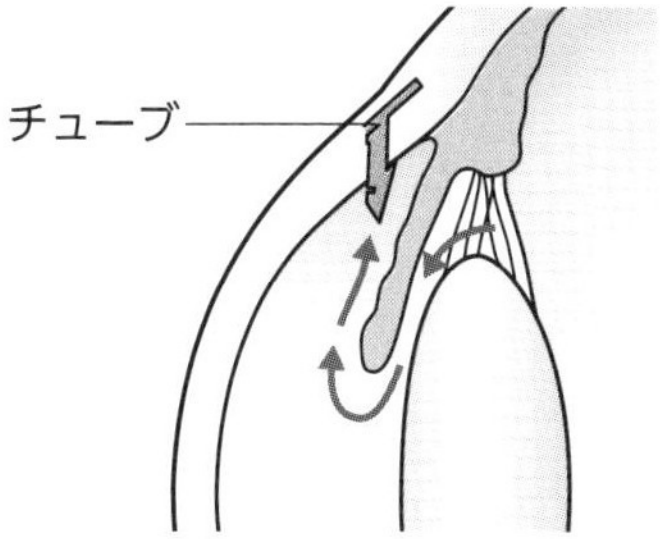

房水はチューブを通って流れ、吸収されていく

プレート付き

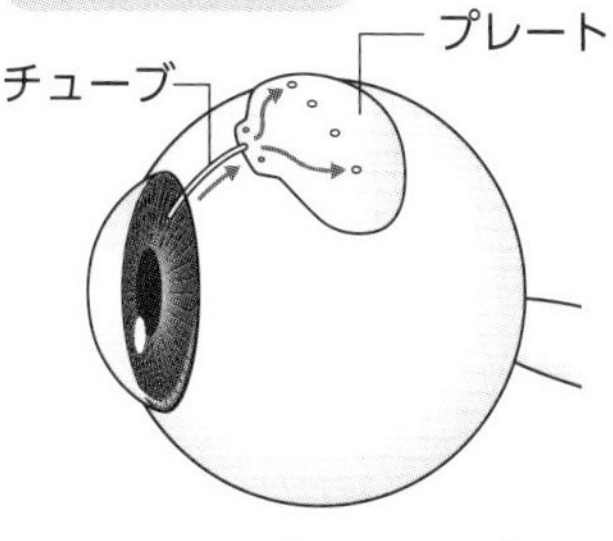

房水はチューブを通ってプレートに流れ出し、プレート周囲の組織に吸収される

Q31 一度の治療で完治することはないのでしょうか？

緑内障の治療は根治が難しく、「この治療を受ければ完治する」というものではありません。**レーザー治療や手術を受けたとしても、その後も、定期的に受診し、点眼薬を続けることになります。**

患者さんにとって「治療がずっと続くこと」はとても不安でつらいことでしょう。しかし、緑内障は本来、放置すると失明に至るこわい病気だということを忘れてはいけません。将来を見据えた治療であることをまずはよく理解する必要があります。

治療をきちんと続けていれば、今までと変わらない生活がおくれます。

点眼薬の習慣をしっかり守り、検査を定期的に受けましょう。また、医師まかせにせずに自分でも眼圧の状態をしっかり把握して、目標値に近づけるために生活の工夫に取り組むなど、治療への前向きな姿勢をもつことも大切です。

Q32 白内障を併発している場合、どんな治療がおこなわれますか？

白内障（→4章）の手術と同時に、**MIGS《ミグス》という低侵襲《ていしんしゅう》緑内障手術**がおこなわれるケースが増えています。

この手術は、白内障手術との相性がよく、目への負担が少ないのが特徴です。

手術法としては、白内障手術で濁《にご》った水晶体を取り出す際に、専用の手術器具を使って線維柱帯《せんいちゅうたい》を切開する方法です。房水《ぼうすい》の排出を促すことで、眼圧を下げることができます。

また、白内障手術の際、隅角鏡《ぐうかくきょう》を使って房水の排出管（シュレム管）内にステント（チタン製の小さな管：iStent®, iStent inject® W）を留置《りゅうち》する方法もあります。どちらも、従来の手術にくらべて眼圧を下げる効果は限定的なのですが、**使用する点眼薬の種類が減らせる**、**白内障を同時に治療できる**、などのメリットがあります。なによりも患者さんの負担が少なく、治療効果が期待できる手術法といえます。

郵便はがき

料金受取人払郵便

小石川局承認

1106

差出有効期間
2024年6月30
日まで

112-8731

東京都文京区音羽二丁目
十二番二十一号

講談社第一事業局学芸部
からだとこころ
編集チーム 行

(フリガナ)
ご芳名　　男・女（　　歳）

メールアドレス

ご自宅住所　（〒　　　　）

ご職業　1 大学院生　2 大学生　3 短大生　4 高校生　5 中学生　6 各種学校生徒
7 教職員　8 公務員　9 会社員(事務系)　10 会社員(技術系)　11 会社役員
12 研究職　13 自由業　14 サービス業　15 商工業　16 自営業　17 農林漁業
18 主婦　19 家事手伝い　20 フリーター　21 その他(　　　　　)

★今後、講談社から各種ご案内やアンケートのお願いをお送りしてもよろしいでしょうか。ご承諾いただける方は、下の□の中に○をご記入ください。

□ **講談社からの案内を受け取ることを承諾します**

TY 000062-2205

愛読者カード

ご購読ありがとうございます。皆様のご意見を今後の企画の参考にさせていただきたいと存じます。ご記入のうえご投函くださいますようお願いいたします（切手は不要です）。

お買い上げいただいた本のタイトル

●本書をご購入いただいた動機をお聞かせください。

●本書についてのご意見・ご感想をお聞かせください。

●今後の書籍の出版で、どのような企画をお望みでしょうか。
興味のある分野と著者について、具体的にお聞かせください。

●本書は何でお知りになりましたか。
1. 新聞（　　　　）　2. 雑誌（　　　　）　3. 書店で見て
4. 書評を見て　　5. 人にすすめられて　　6. その他

Q33 眼圧がなかなか下がらないのですが……

点眼薬を続けているのに、眼圧が思うように下がらず悩んでいる人もいます。

点眼薬は、すぐに効果が現れるものではありません。1～2ヵ月は様子をみる必要があります。なかには、効果が出るまでに3～6ヵ月かかる人もいます。あまり一喜一憂せずに、長い目で取り組む必要があります。

また、よくみられるのが、目薬のさし方に問題があるケースです。自分ではしっかりさしているつもりでも、目のまわりにこぼれてしまっていることもあります。

薬の効果を十分に発揮するためには、薬をできるだけ目の表面にとどめる必要があります。目薬のさし方を見直したら、効果が現れ始めたという患者さんもいるので、正しい目薬のさし方を今一度確認しておきましょう（→Q24）。

また、患者さんが高齢の場合、自分ではどうしてもうまくさせないこともあります。そんなときは、家族などまわりの人がサポートしてあげましょう。点眼薬を家族にさしてもらうようになって効果が現れたという患者さんもいます。

目薬のさし方に問題がなかったとしても、眼圧が下がらない場合もあります。

点眼薬の効果には、個人差があり、薬に対する反応も人それぞれ違います。現在の薬で**効果がない場合、作用の異なる薬を追加**していくことになります。

また、なかには薬が合わず、副作用でまぶたが荒れたり、充血したりするなどの症状がひどく現れる場合もあります。つらい副作用が出たときは、すぐに医師に相談しましょう。

いずれにしても、患者さんの状況に応じて点眼薬の種類を変更したり、点眼薬が追加されたりしますが、目薬を最大限使用してもほとんど眼圧が下がらない場合は、レーザー治療や手術が検討されます。

▼注意すべきこと

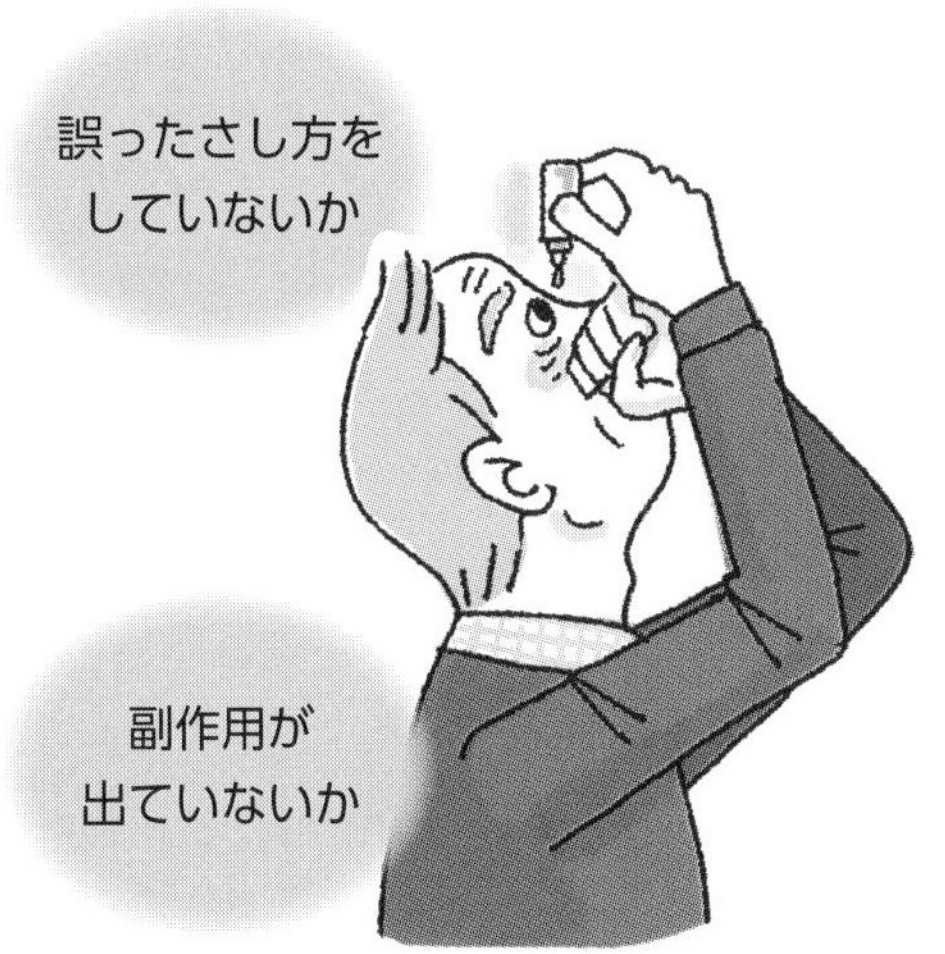
誤ったさし方をしていないか
副作用が出ていないか

Q34 眼圧を上げないために生活で気をつけるべきことは?

眼圧は、日常生活のなかで上がったり下がったりを繰り返しています。常に一定ではなく変動している点は、血圧とよく似ています。

眼圧を上げる動作として気をつけたいのが、「目を強くこする」ことです。目を強くこすることで、目に圧がかかるばかりでなく、目を傷つけることで障害が進行する可能性もあります。目にかゆみを感じたときは、冷やしたタオルを目に当てると、かゆみがおさまります。ただし、タオルで強く押さえるのではなく、軽く当てる程度にとどめましょう。

また、眼球を指や手のひらで押さえつけたり、目を強く閉じたりするのも目に強い圧がかかります。うつ伏せ姿勢のまま眠る、多量の水分を一気飲みする、着圧の高い水中ゴーグルを使用する、などでも眼圧が上がるので、できるだけ目に負担をかけないよう心がけましょう。

血行不良は障害を進める要因のひとつなので、体を動かす習慣をつけることも大切です。少し息がはずむくらいの有酸素運動、たとえばウォーキングは、手軽に始められるのでおすすめです。1日20分を目安におこなうとよいでしょう。

一方、喫煙の習慣は血行不良をまねくので、目に負担がかかります。

禁煙することは目を守ることにもつながるので、自分でできる治療のひとつという意識をもって取り組みましょう。

▼生活のなかで心がけたいポイント

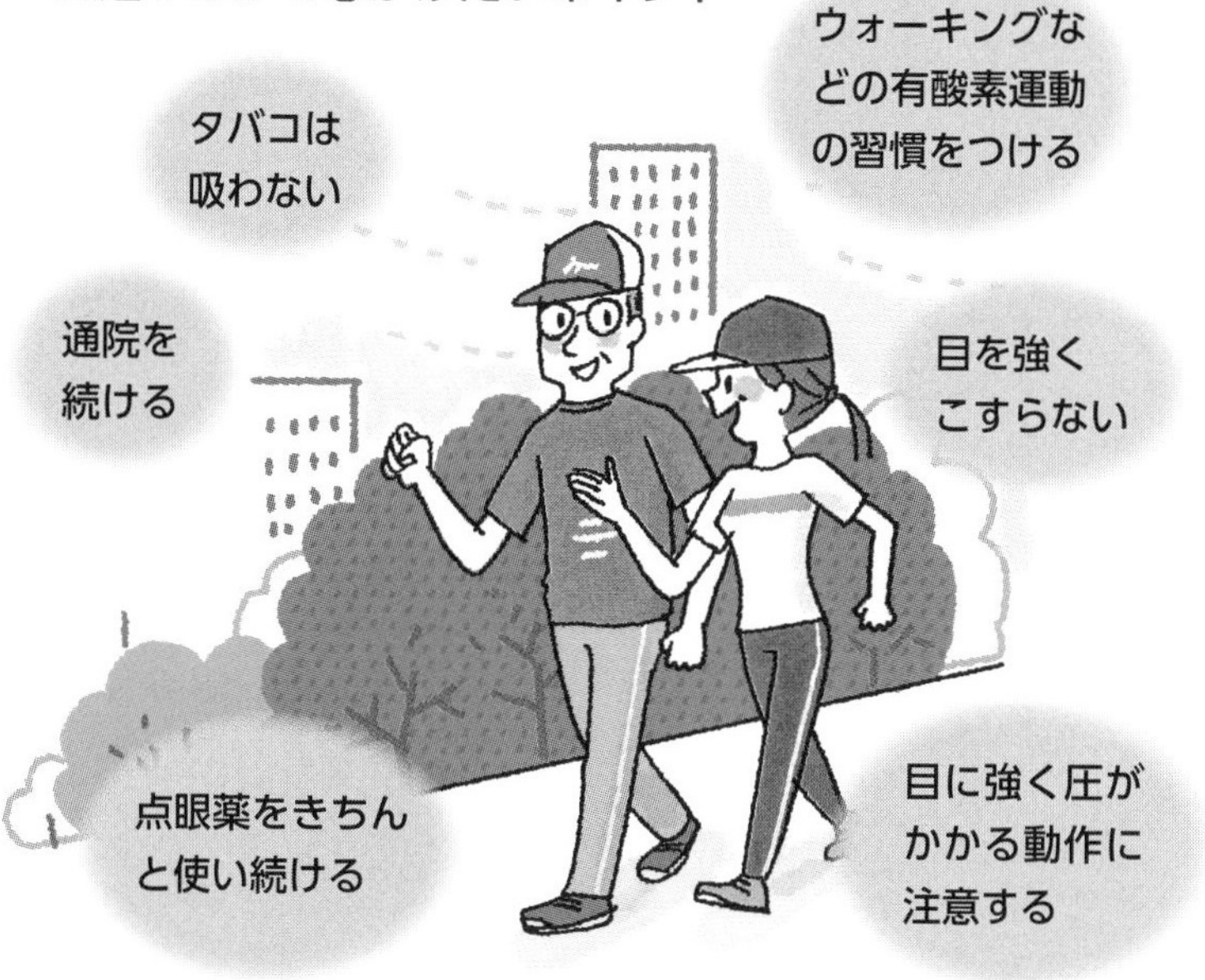
ウォーキングなどの有酸素運動の習慣をつける
タバコは吸わない
通院を続ける
目を強くこすらない
点眼薬をきちんと使い続ける
目に強く圧がかかる動作に注意する

3

ゆがんで見える加齢黄斑変性

Q35 加齢黄斑変性とはどんな病気ですか？

網膜の中央にあるのが黄斑部《おうはんぶ》です。加齢黄斑変性は、その名のとおり**年齢の重なりなどが影響して、この黄斑部が変性していく病気**です。

黄斑部の大きさは、直径２㎜ほどで、中央部のへこみを中心窩《か》といい、この部分には光をキャッチする視細胞が集中しています。**黄斑部でとらえた像は、視野の中心にくるため、ここが障害されると見え方に大きな影響**が生じます。網膜は、目の中にはられたスクリーンのようなものです。スクリーンの傷みが激しくなれば、映し出される像はゆがんだり、見づらくなっていったりします。

加齢黄斑変性は、もともと欧米に多い病気でしたが、近年は日本でも増えています。１９９８年には０・９％だった50歳以上の人の有病率が、２０１２年には１・６％に。高齢人口が増えていることもあり、患者数も増加しています。

また、黄斑部に起こる病気としては加齢黄斑変性以外にも、黄斑円孔《えんこう》、黄斑上膜、黄斑浮腫《ふしゅ》などがあります（→Q63）。黄斑部に起こる病気のなかでも加齢黄斑変性は、進行が早いことが多く、**治療せずに放置していると、視力が低下して失明する危険**もあるので注意が必要です。

▼黄斑部《おうはんぶ》と中心窩《か》

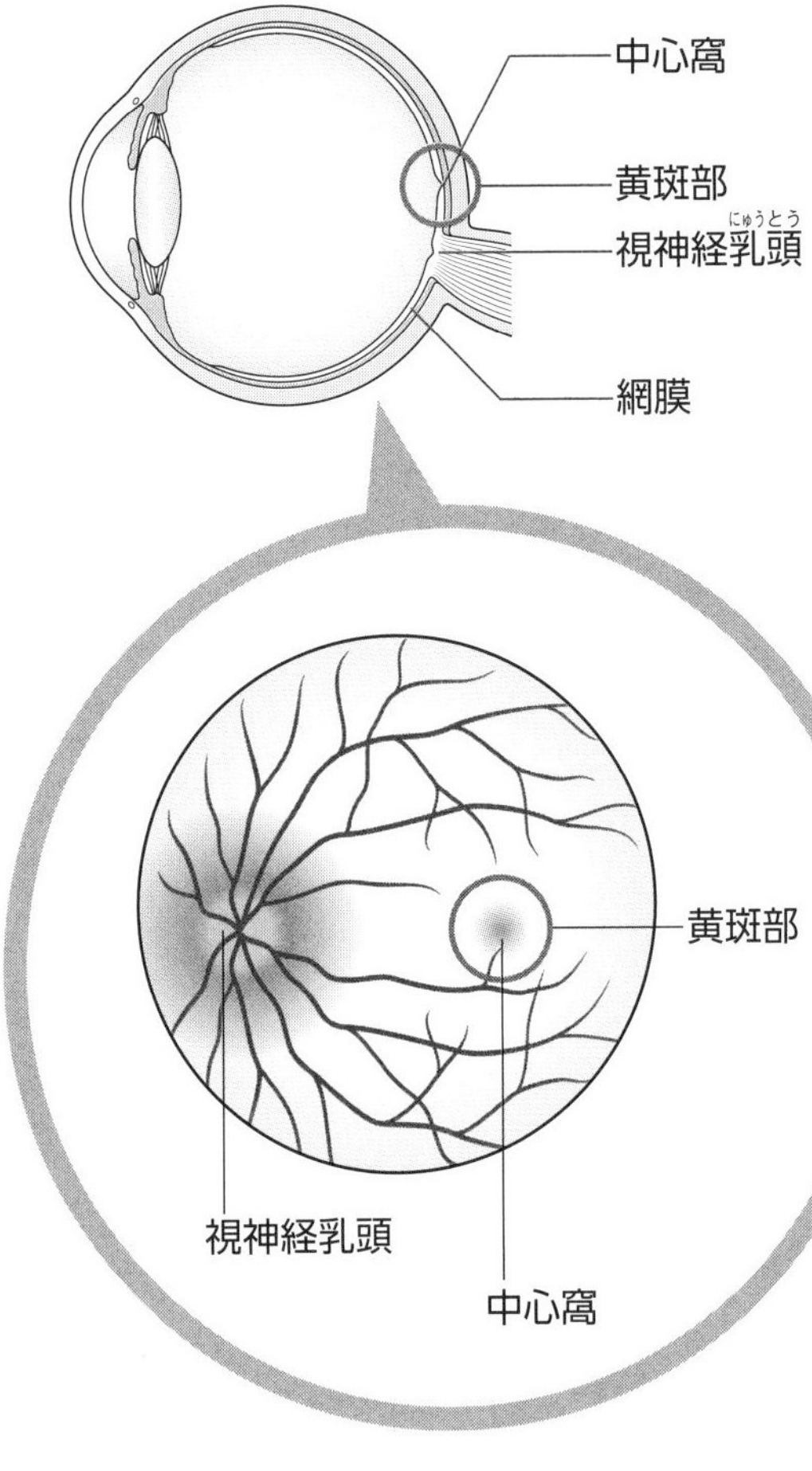

網膜のなかでもとくに黄斑部に起こる病変は、見え方に大きく影響する

Q36

どんな症状が起こりますか?

加齢黄斑《おうはん》変性の特徴的な症状は、**ものがゆがんで見える**ことです。

初期症状として気づきやすいのは、線のゆがみです。たとえば、直線で引かれているはずの表がゆがんで見えたり、まっすぐ走る車に乗っているのに道路のセンターラインがゆがんで見えたりします。また、本棚や建築物、まっすぐ立っているはずの電柱がゆがんで見えたりすることもあります。

さらに進行すると、視界の中心部にまるで**影がかかったように、暗く見える**ようになります。中心部がはっきりしないので、人の顔が判別しにくい、本や新聞が読みづらい、などの症状で気づくケースもみられます。

はじめは、薄い影がかかって見える程度の変化ですが、放置していると、次第に影が濃くなり、中心部が見えなくなってきます。同時に視力も低下します。

加齢黄斑変性による見え方の変化は、両目に生じます。

ただ、多くの場合、どちらか一方の目から先に起こりはじめます。そのため、変化が現れていないほうの目でカバーすることができ、受診が遅れたり、見過ごしてしまったりすることもあります。

見え方に変化がないかチェックする際は、日頃から片目ずつおこないます（→Q2）。異変を感じたらすぐに検査を受けることが、早期発見・早期治療につながります。

▼加齢黄斑《おうはん》変性でみられる症状

ものがゆがんで見える

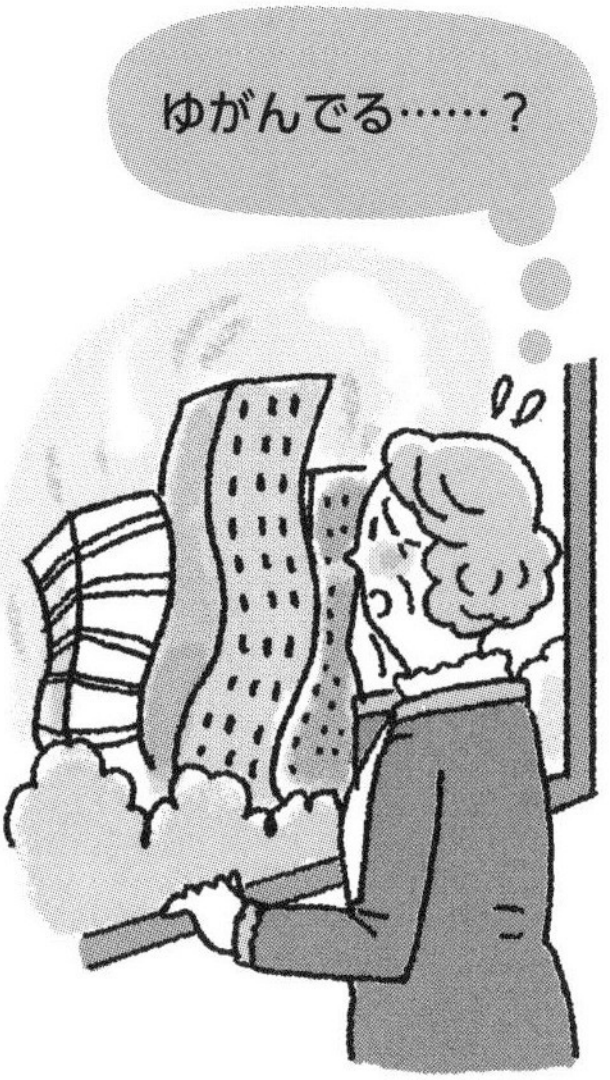

視野の中心が暗く、見えづらい

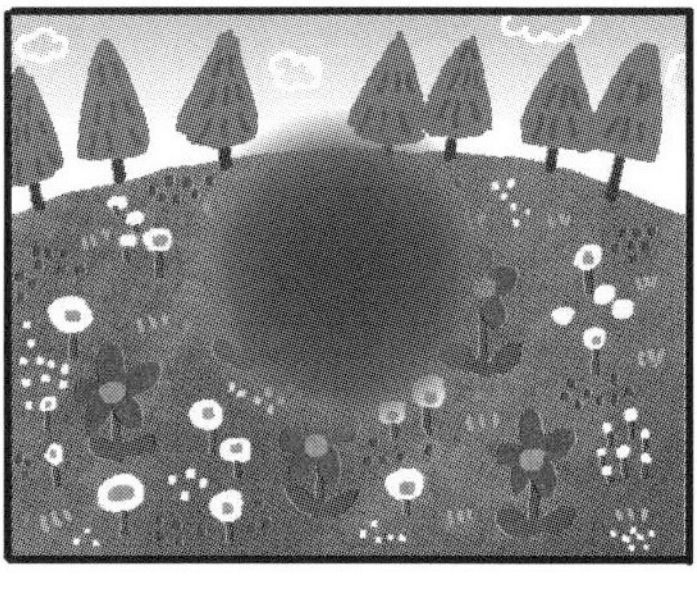

見え方を自分でチェックするときは、アムスラーチャート（→Q2）を使って、必ず片目ずつおこなう。黄斑部の障害が進むと見づらい範囲が次第に広がっていく

Q37 ゆがみなどが起きたら、なにをすればよいですか？

ものがゆがんで見えたり、中心が暗く見えづらいと感じたりしたときは、**すぐに病院へ行って検査を受けましょう**。まずは、しっかり自分の目の状態を把握する必要があります。

網膜のどこにどんな病変があるかによって、網膜の病気は異なる病名がつけられています。それぞれ病気の起こり方は異なり、治し方も違います（→5章）。ですから、しっかり検査を受けて原因となる病気を特定する必要があります。

また、診断後、専門的な治療が必要になることもあります。その場合は、必要に応じて専門的な治療ができる医療機関を紹介してもらいましょう。

近年増えている加齢黄斑《おうはん》変性や、糖尿病の人に生じやすい糖尿病網膜症（→Q58）は、失明に至ることもある深刻な病気です。

ですから、「まだ見えるから大丈夫」などと、軽視するのはたいへん危険です。また、恐怖心から受診を先送りにするのもよくありません。

異変を感じたら、できるだけ早く眼科を受診することが大切です。早期に発見し、**早い段階からしっかり治療していけば、進行は防ぐことができます。**

自分の目の状態を知ることは、適切な対応への第一歩です。むやみにおそれず、最善の策を講じていきましょう。

異変を感じたらすぐに病院へ

ものがゆがんで見えたら要注意です。すぐに眼科を受診して原因となる病気を特定してもらいましょう。

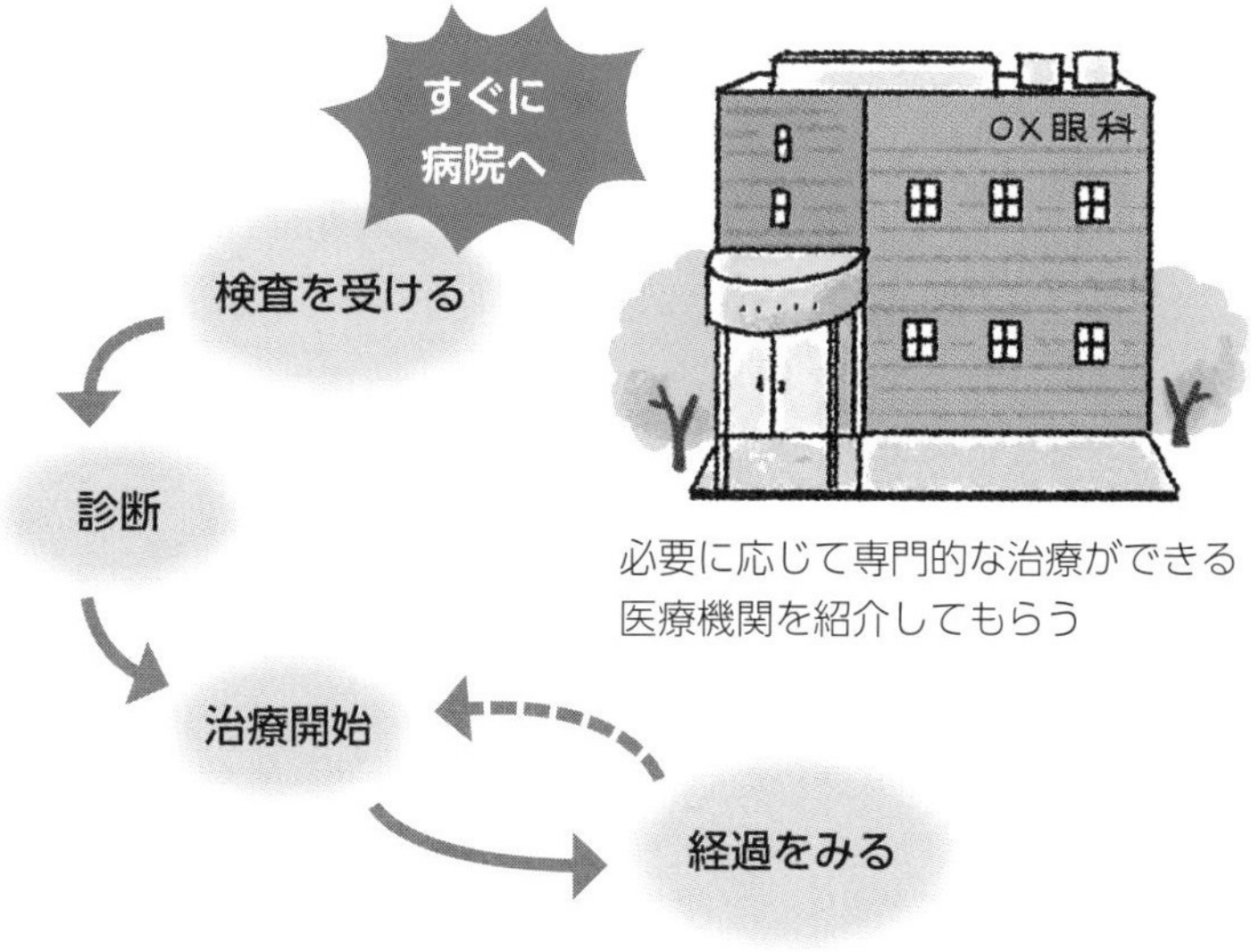

必要に応じて専門的な治療ができる医療機関を紹介してもらう

Q38 どんな検査をしますか？

加齢黄斑《おうはん》変性かどうかは、さまざまな検査をおこなうことで、総合的に診断されます。はじめに**問診で症状などを確認**します。問診では、次のような内容を質問されるので、必要な情報を正確に伝えられるように、事前に整理しておきましょう。

□いつから、どんな症状があるか
□目以外にも症状はあるか
□症状が出る前の視力
□ほかの病気もあれば、その経過
□現在、服用している薬があればその名前
□これまでに経験した目の病気やケガのこと
□目の病気をもつ家族がいれば、具体的な病名
□喫煙などの生活習慣

問診に加え、**視力検査**（→Q6）や**眼底検査**（→Q7）、**アムスラーチャート**（→Q2）で見え方を調べます。

また、黄斑部の病変には、**OCT検査**（→Q7）**が不可欠**です。

OCT検査で、加齢黄斑変性かどうかが診断されます。さらに、加齢黄斑変性のタイプも判明するため、タイプ別に、**「蛍光眼底造影検査」**や**「眼底自発蛍光検査」**がおこなわれます。

これらの検査で、黄斑部の状態や障害の程度を詳しく知ることができます。

▼加齢黄斑《おうはん》変性の診断でおこなわれるOCT検査

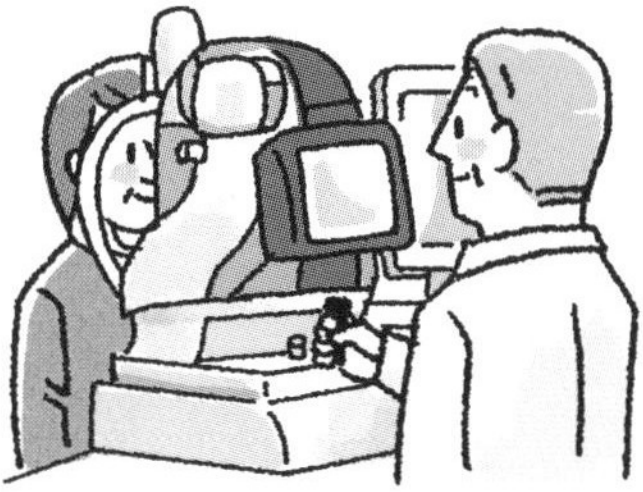

OCT検査の画像から、加齢黄斑変性のタイプがわかる。滲出《しんしゅつ》型であれば、「蛍光眼底造影検査」、萎縮《いしゅく》型であれば造影剤を使わない「眼底自発蛍光検査」がおこなわれ、診断・治療方針を決定する

滲出型

➡ 蛍光眼底造影検査

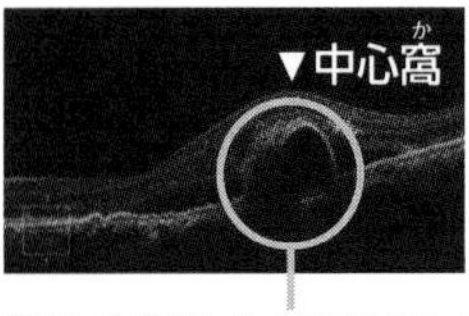

新生血管からの漏出によって押し上げられている

萎縮型

➡ 眼底自発蛍光検査

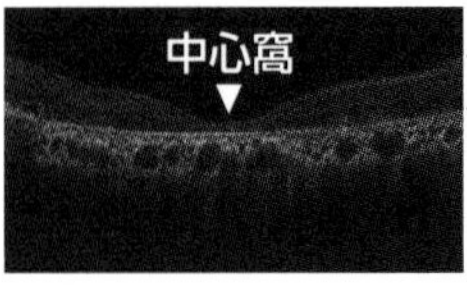

Q39 どんな経過で進行していくのですか？

加齢黄斑《おうはん》変性は、「加齢」と名がつくように、年齢の重なりとともに発症しやすい病気です。ある日突然病変が現れるわけではなく、黄斑部が年齢とともに変化していくなかで起こりやすくなります。

健康な黄斑部の中心窩《か》は、ゆるやかなくぼみをつくっています。また、網膜の表面にある視細胞やその下に並ぶ網膜色素上皮には、色の変化や乱れはみられません。ところが、**加齢黄斑変性の前段階で生じやすい「前駆病変」**といわれる状態になると、垢《あか》のようなものや、シミのような色の変化がみられることがあります。垢のようなかたまりは「ドルーゼン」といわれ、シミのような色の変化は、「網膜色素上皮異常」といわれています。

前駆病変に対する治療法は、現在のところありません。また、前駆病変がみられても、すぐに視覚障害が進むものではないため、注意深く変化を見守っていきます。

前駆病変がその後どのような経過をたどるかは、経過観察でしか判断できません。

ゆっくり進行する萎縮型《いしゅく》（→Q40）の加齢黄斑変性へと進むケース、**進行が早く危険なタイプの滲出型《しんしゅつ》**（→Q40）の加齢黄斑変性へと進むケース、あるいは、萎縮型から滲出型の加齢黄斑変性へと変化するケースもあります。日本人に多いのは、進行が早い滲出型の加齢黄斑変性ですが、早期の治療で進行を防ぐことは可能なので、定期的に検査を受け、現在の自分の状況をきちんと把握しておくことが肝心です。

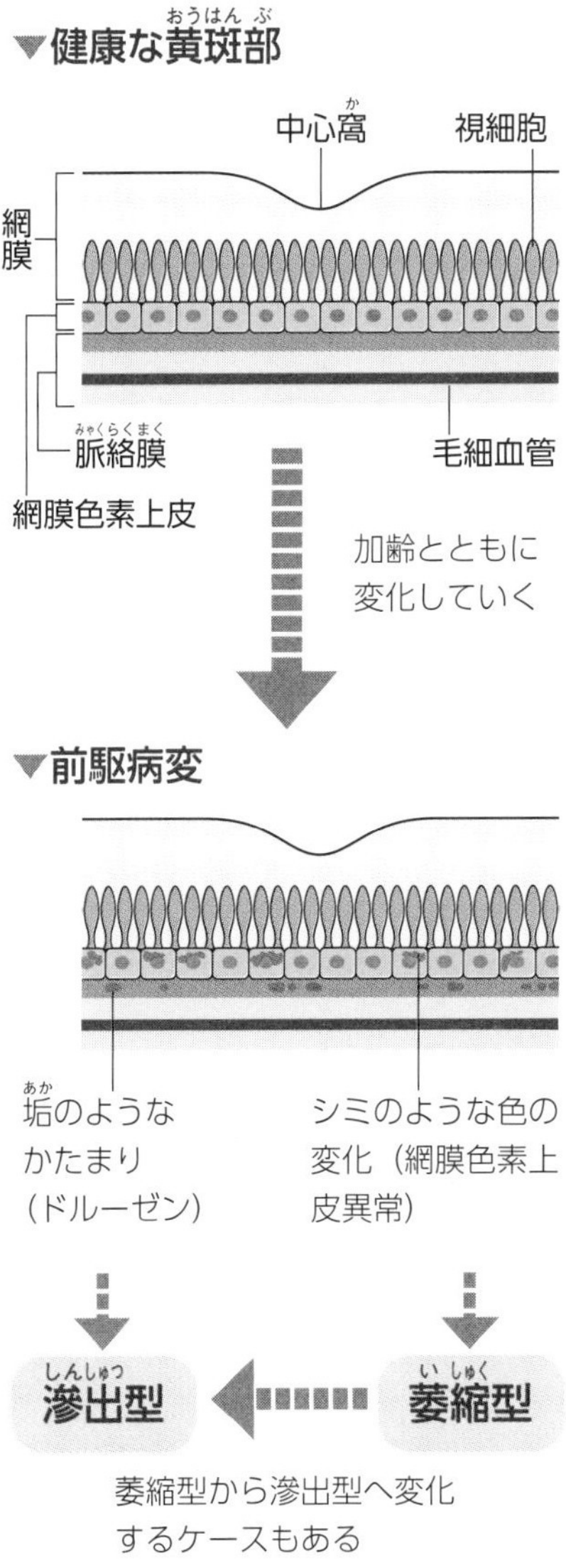

Q40 進行の早いタイプがあると聞いて心配になりました

加齢黄斑《おうはん》変性は、起こり方や進み方によって2つのタイプに分けられます。

●**滲出型《しんしゅつ》**

脈絡膜《みゃくらくまく》の毛細血管から**「新生血管」**といわれる異常な血管が枝分かれし、増殖していくタイプです。

新生血管は非常にもろいため、破れて出血を起こしたり、血管壁から血液成分がもれ出したりして、黄斑部の障害を進めていきます。

日本人の加齢黄斑変性の**9割近くは滲出型**と報告されています。また、**滲出型は進行が早い危険なタイプ**です。とはいえ、近年は治療法の幅も広がっています。早く見つけて治療できれば、進行を防ぐことは十分可能です。

●**萎縮型《いしゅく》**

新生血管はみられず、視細胞を支える網膜色素上皮や周囲の組織が萎縮していくタイプです。進行はゆるやかで、中心窩《か》に萎縮が及ばないかぎり視力は保たれます。

萎縮型については、現状では有効な治療法がありません。ゆるやかに進行するので、急激に失明に至る心配はありません。ただし、**なかには新生血管ができはじめ、滲出型に変化する**こともあります。滲出型への変化が認められたらすぐに治療が始められるよう、定期的に検査を受けることが大切です。

▼滲出《しんしゅつ》型の加齢黄斑《おうはん》変性

進行が早い危険なタイプ

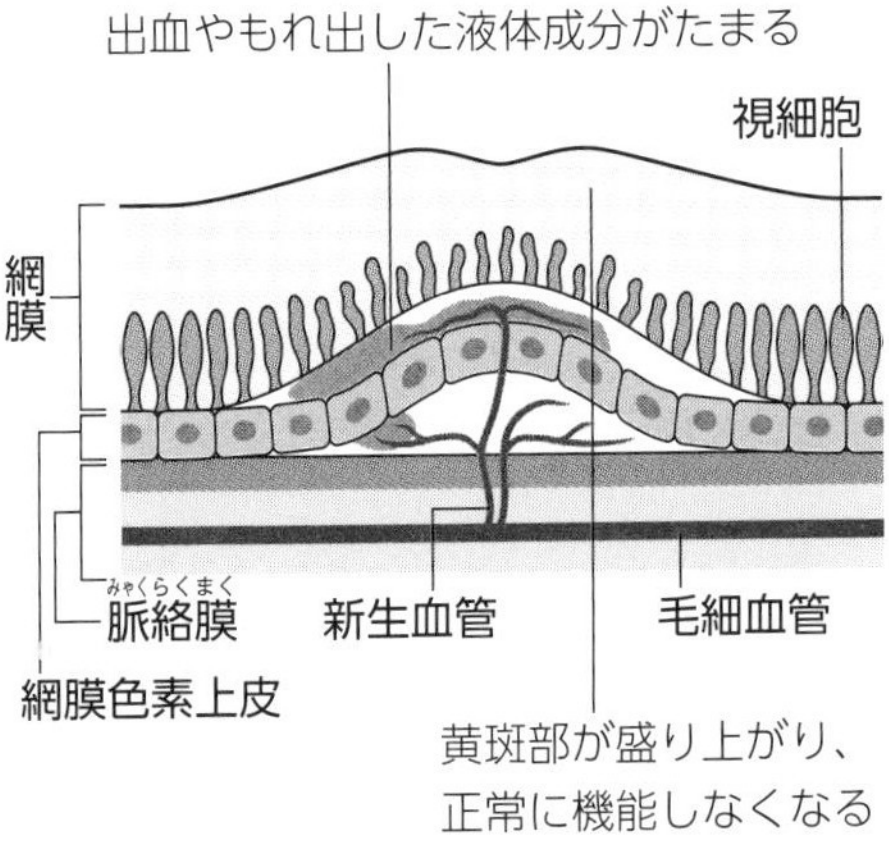

出血やもれ出した液体成分がたまる

黄斑部が盛り上がり、正常に機能しなくなる

▼萎縮《いしゅく》型の加齢黄斑変性

進行が比較的ゆるやかなタイプ

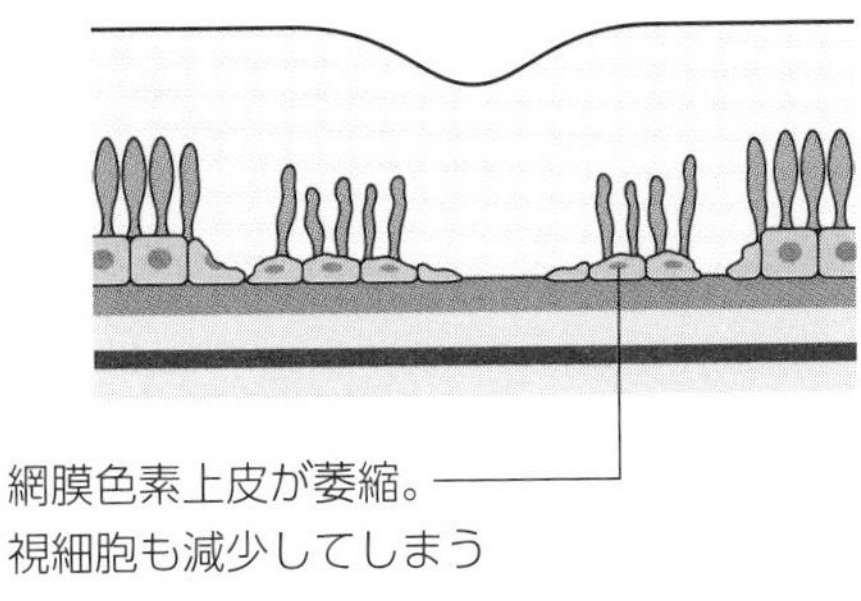

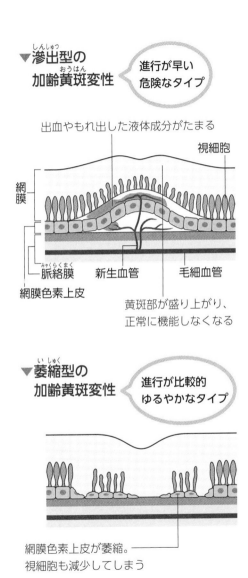

網膜色素上皮が萎縮。視細胞も減少してしまう

Q41 加齢黄斑変性の原因は加齢だけですか？

加齢黄斑《おうはん》変性は、50歳以上になると発症する可能性が高くなります。また、女性よりも男性のほうが、発症頻度が高いこともわかっています。

加齢黄斑変性を引き起こす最大の要因は加齢です。

年齢を重ねることで、黄斑部に変化が起こり、それがきっかけとなって発症しやすくなります。そういった意味では、加齢黄斑変性は誰でも発症する可能性がある病気といえるでしょう。

ただ、危険因子は、加齢だけではありません。さまざまな疫学調査から、次のような生活習慣が発症に関係していることがわかってきました。

● 喫煙の習慣がある

喫煙者は、非喫煙者に比べて、明らかに加齢黄斑変性の発症率が高いことがわかっています。

喫煙によって目や体の酸化が進むことで、視細胞の障害が引き起こされると考えられています。男性に多く発症するのも喫煙習慣が影響している可能性があります。

●長時間紫外線を浴びる

屋外にいる時間が長く、紫外線を多く浴びる習慣のある人は注意が必要です。紫外線による刺激が長く続くことで、網膜の黄斑部にある視細胞が傷つくため、発症の危険因子となることがわかっています。

●食生活がかたよっている

栄養状態のかたよりは、黄斑部の変化にも影響を与えます。とくに緑の葉物野菜に多く含まれるルテインや魚に含まれるオメガ3系脂肪酸、貝類や豚レバー、大豆製品に多く含まれる亜鉛などが不足しないよう、バランスのよい食事を心がけましょう。

そのほか、加齢黄斑変性になりやすい「遺伝的な体質」が関係していることもあります。また、肥満や高血圧、動脈硬化（→Q10）などの生活習慣病が、網膜の健康に影響する可能性も否定できません。このように加齢に加え、さまざまな要因が重なることで、黄斑部の障害が進むと考えられています。

Q42 どんな治療法がありますか？

加齢黄斑《おうはん》変性でおこなわれる治療法は、抗VEGF療法、レーザー治療、PDT（光線力学的療法）の3つです。

● **抗VEGF療法**（↓Q43）

眼球の中に注射で薬剤を投与する治療法です。レーザー治療と同様に、入院せずに外来で治療が受けられます。ただし、薬の値段が高いため、自己負担額も大きくなります。

● **レーザー治療**（↓Q47）

強いレーザーを病変部に照射する治療法です。入院せずにおこなうことができるので、外来で治療が受けられます。ただし、中心窩《か》に病変があるときに、この治療をおこなうことはできません。

● **PDT**（光線力学的療法↓Q48）

病変のタイプと治療法の選択

滲出型《しんしゅつ》であれば、早い段階から積極的に治療が進められます。

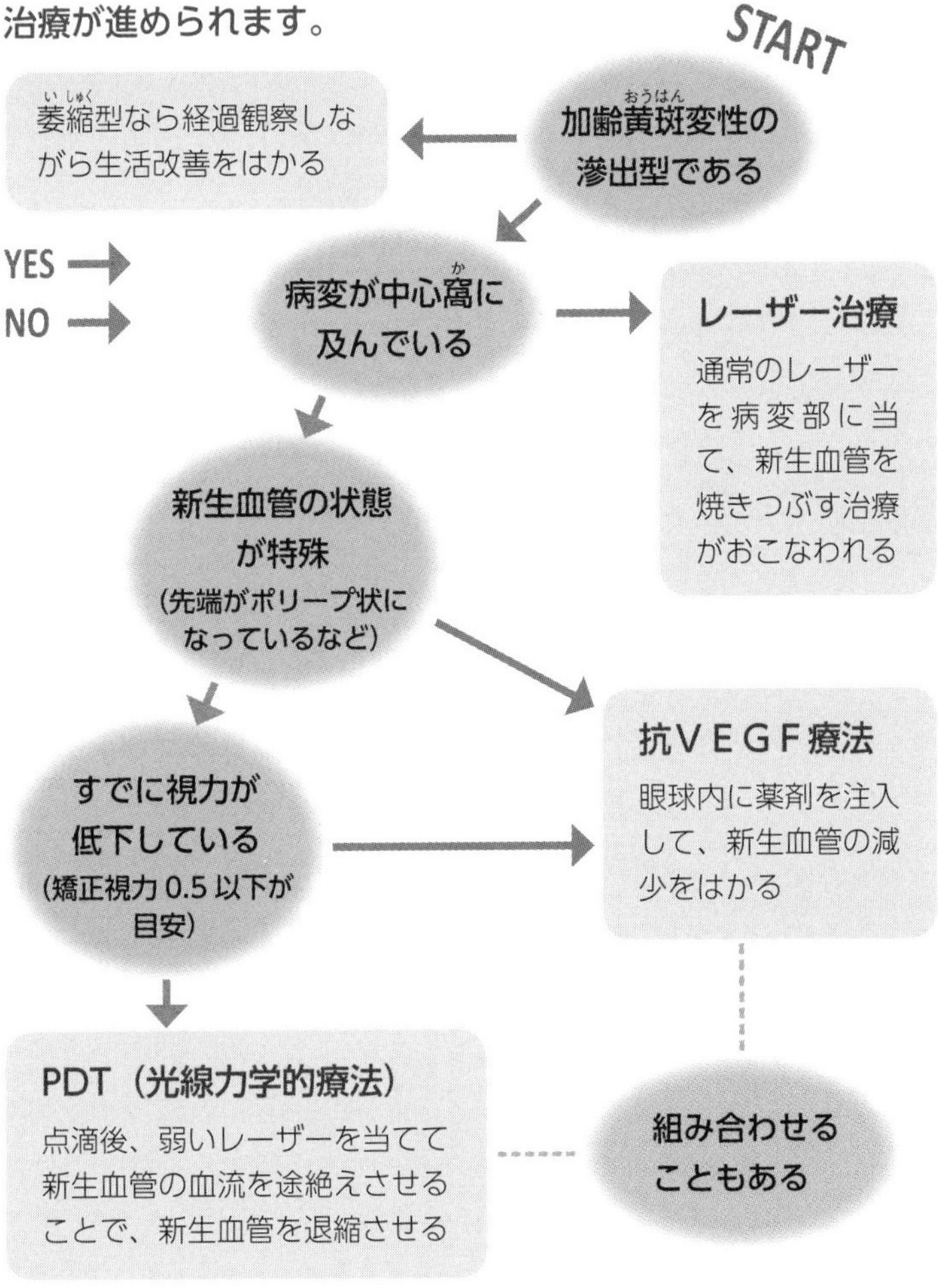
START
加齢黄斑《おうはん》変性の滲出型である
萎縮《いしゅく》型なら経過観察しながら生活改善をはかる
YES
NO
病変が中心窩《か》に及んでいる
レーザー治療
通常のレーザーを病変部に当て、新生血管を焼きつぶす治療がおこなわれる
新生血管の状態が特殊（先端がポリープ状になっているなど）
抗ＶＥＧＦ療法
眼球内に薬剤を注入して、新生血管の減少をはかる
すでに視力が低下している（矯正視力0.5以下が目安）
PDT（光線力学的療法）
点滴後、弱いレーザーを当てて新生血管の血流を途絶えさせることで、新生血管を退縮させる
組み合わせることもある

光に反応する薬と弱いレーザーを用いた治療法です。治療後、まれに視力低下が起きることがあり、入院治療が一般的です。

進行の早い滲出型《しんしゅつがた》は、診断がつきしだい、できるだけ早く治療を始めることが大切です。病変の位置や新生血管の状態、視覚障害の進み方をみながら、最適な治療法が選ばれます。

また、抗ＶＥＧＦ療法とＰＤＴは、単独でおこなわれるだけでなく、必要に応じて、組み合わせて進められることがあります。

加齢黄斑変性の治療法は、21世紀に入って大きく進化しました。病変が中心窩に及んでいても、新生血管を減らす治療がおこなえるようになってきたからです。とくに注射で薬を投与する抗ＶＥＧＦ療法は、進行が防げるだけでなく、視力を回復させる効果も期待されています。

とはいえ、すべて病院まかせ、医師まかせでよいというわけではありません。患者さん自身が積極的に生活改善に取り組むことも、治療の一環。病気の進行を防ぐ大きな力になります。

Q43 抗VEGF療法の効果を教えてください

滲出《しんしゅつ》型の加齢黄斑《おうはん》変性に対して、まず試したいのが、抗VEGF療法です。

VEGFとは、血液中に含まれる糖たんぱくの一種です。

このVEGFは、血管内皮増殖因子ともいわれていて、網膜の組織に垢《あか》のようなかたまりの「ドルーゼン」がたまったり、シミのような「網膜色素上皮異常」が起きたりすると、視細胞や網膜色素上皮から分泌されます。

VEGFには、血管内皮細胞の分裂や増殖を促して、本来ないはずの場所に新生血管を増やす働きがあります。新生血管が増えると、もろく弱い新生血管の血管壁から血液成分がもれ出し、黄斑部の障害を進めてしまいます。こうしたVEGFの働きを抑えるために用いられるのが、「**VEGF阻害薬**」です。

VEGF阻害薬は、周囲の組織を傷つけることなくVEGFの働きだけを抑え、新生血管の減少を目指すことができます。

抗ＶＥＧＦ療法は、加齢黄斑変性の進行が防げるばかりか、視力を改善するといった効果も期待できる治療法です。

▼抗VEGF療法の効果

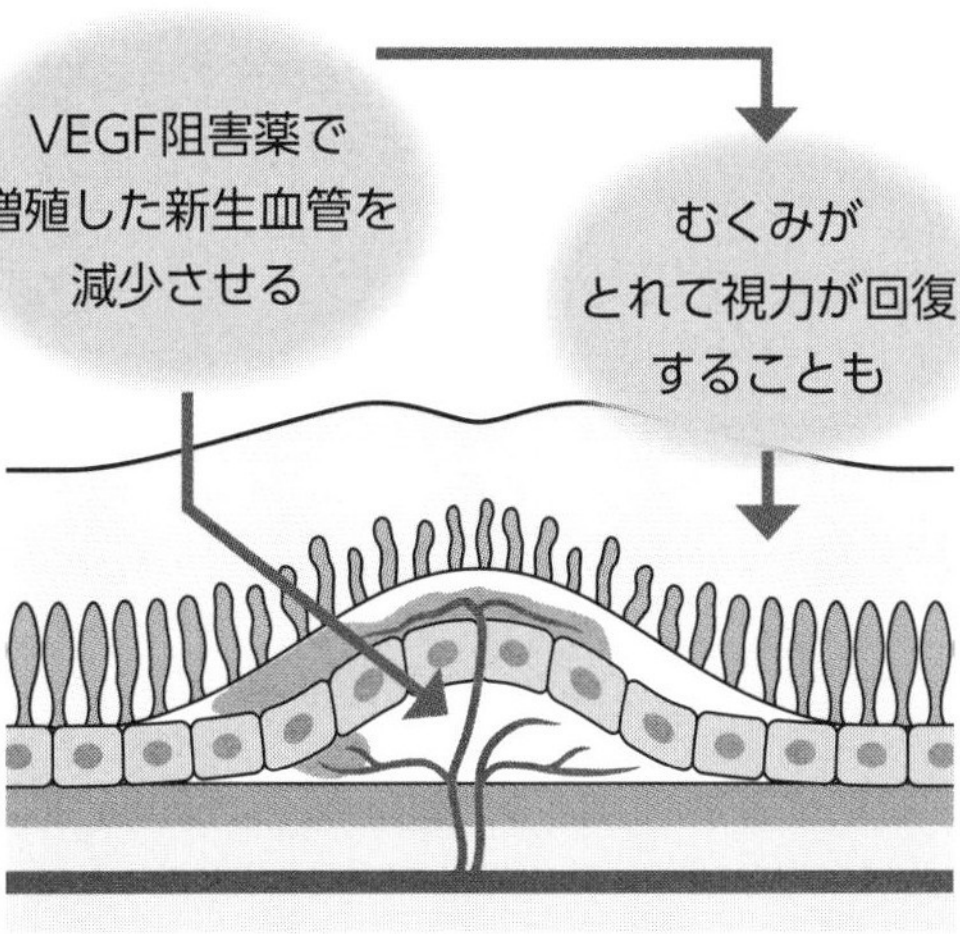
VEGF阻害薬で
増殖した新生血管を
減少させる
むくみが
とれて視力が回復
することも

治療を繰り返す必要があることも

抗ＶＥＧＦ療法では、効果を判定しながら治療が進められます。

薬の投与をやめている間に、再び新生血管ができてくることもあるため、治療後の経過によっては、治療を繰り返す必要が出てくることもあります。

また、新生血管の先端がポリープ状になっていたり、網膜内からも新生血管ができたりしているような場合は、ＰＤＴ（光線力学的療法→Ｑ48）と組み合わせて治療していくこともあります。

Q44 治療薬の特徴を教えてください

加齢黄斑《おうはん》変性の治療薬（ＶＥＧＦ阻害薬）として主に用いられているのは、「ラニビズマブ」「アフリベルセプト」「ブロルシズマブ」「ファリシマブ」の４種類です。

●ラニビズマブ（商品名：ルセンティス®）

ラニビズマブは、次のようなメカニズムで作用します。

ＶＥＧＦ（→Ｑ43）が受容体と結合すると、血管内皮細胞が増殖して新生血管が発生します。ラニビズマブは、ＶＥＧＦが受容体と結合する前に、先回りをしてＶＥＧＦにくっつくことで、ＶＥＧＦの働きを抑制します。こうした作用により新生血管の減少とともに、視力を改善する効果があることもわかっています。

ただし、ラニビズマブは、新生血管が網膜色素上皮よりも上に伸びるタイプには高い効果がありますが、新生血管が網膜色素上皮よりも下に発生しているタイプには効果が弱いことがわかっています。

●アフリベルセプト（商品名：アイリーア®）

ラニビズマブと同様に、VEGFと受容体の結合を阻止する薬です。VEGFには、実はさまざまな種類があるのですが、アフリベルセプトは、ラニビズマブよりも多くのタイプのVEGFに反応し、その作用を強力に抑制することができます。また、新生血管の広がりや深さに関係なく、効果があることがわかっています。

●ブロルシズマブ（商品名：ベオビュ®）

ラニビズマブと同様に、受容体と結合する前にVEGFにくっつくことで新生血管の増殖を抑えます。ブロルシズマブの特徴は、分子量が小さいことです。そのため、たくさんの薬剤を注入することができます。また深くまで浸透するため、網膜色素上皮よりも下に発生した新生血管にも効果を発揮します。

●ファリシマブ（商品名：バビースモ®）

ラニビズマブ、アフリベルセプト、ブロルシズマブ、に続いて承認された薬です。VEGFをはじめ、新生血管の増殖因子となる2種類の抗原に反応して新生血管の発生を抑える働きがあります。ファリシマブは、治療効果が持続するため、ほかのVEGF阻害薬と比較して治療回数を減らせるのも特徴のひとつです。

Q45 抗VEGF療法はどんな流れでおこなわれますか？

VEGF阻害薬は注射で投与します。患者さんにとって負担の少ない治療法ですが、感染を防ぐための処置は必要です。

注射前に、まず、目のまわりをしっかり消毒します。注射針の先に菌がつかないように、目のまわりに透明なシートを貼ります。その後、麻酔薬の点眼などをおこないます。目を閉じないよう、目の手術の際につけるような開瞼器《かいけんき》をつけて治療がおこなわれます。

準備ができたら、**強膜に針を刺し、眼球（硝子体《しょうしたい》）に薬剤を注射します。**網膜の新生血管に薬剤が届くと、薬の作用が発揮されます。

注射の前後数日間は、感染を防ぐために点眼薬を使います。指示どおり、きちんと続けることで、感染を防ぐことができます。

一連の治療を月1回のペースで、3回繰り返します。3回目の治療をおこなったあ

と、薬が効いているか、判定がおこなわれます。指示された間隔で通院し、新生血管が再生されていないかなどを調べてもらいます。新生血管が消え、黄斑部《おうはんぶ》のむくみがとれたら、とりあえず治療終了となり、その後は定期的な検診で経過観察となります。

　一方、効果が不十分で、新生血管が減っていなかったり、再び増えてきたりしていたら、VEGF阻害薬の注射が追加されます。また、経過観察中に新生血管の増加がみられた場合は、再治療がおこなわれます。

▼眼球に薬剤を注射する

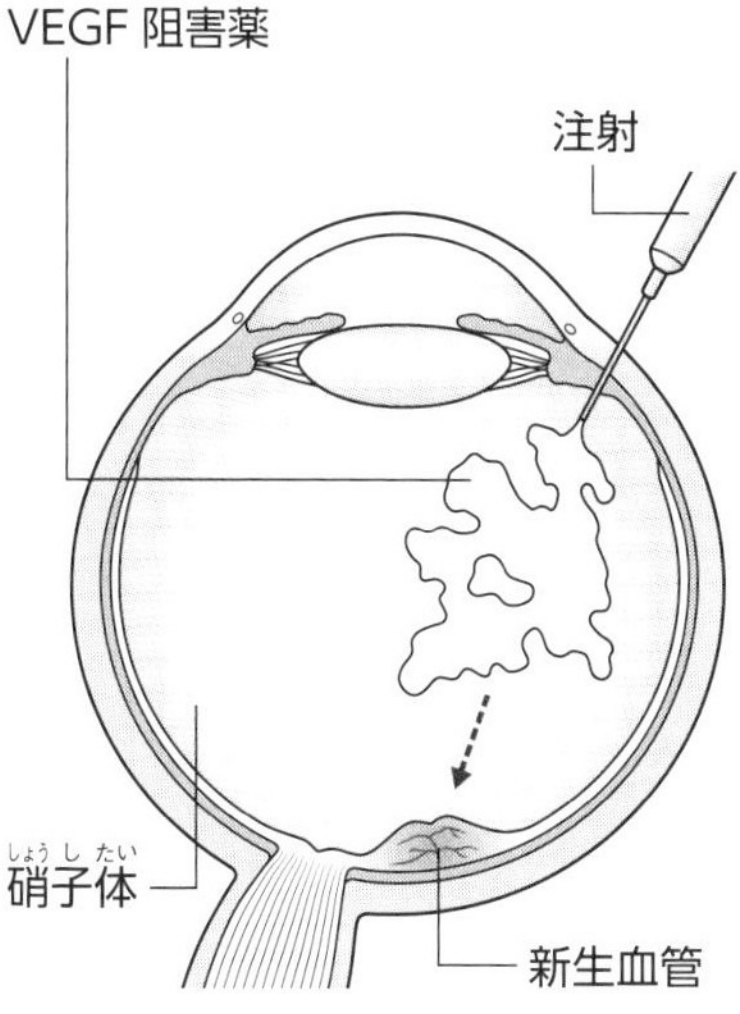

VEGF阻害薬を注射で直接注入する

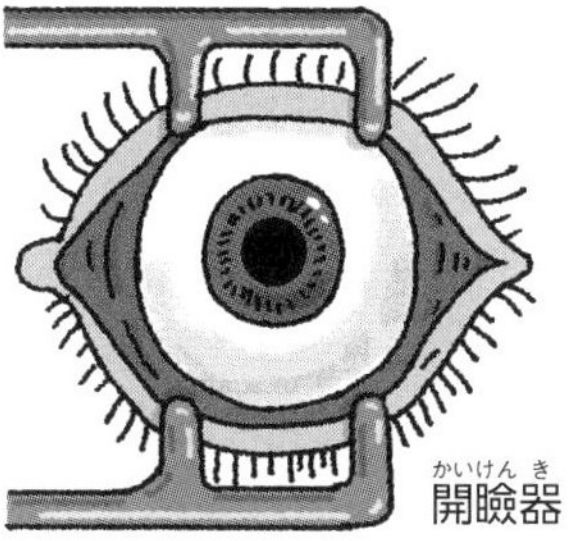

まばたきをしないよう、専用の器具（開瞼器）でまぶたを押さえられる

Q46 抗VEGF療法は治療費が高いと聞きました

抗VEGF療法で使用する薬は非常に高価です。健康保険が適用されますが、それでも薬代の自己負担額は、1回あたり1割負担でおよそ2万円、3割負担では5万円ほどかかることになります。高額な治療費は患者さんにとって大きな負担でしょう。しかし、医療費を気にして治療を途中でやめるのは得策ではありません。**自己負担額を減らす公的な制度が活用できないか検討**してみましょう。**「高額療養費制度」**は、医療機関や薬局の窓口で支払った1ヵ月（1日〜末日まで）の金額が上限額を超えた場合、その超えた金額があとで戻ってくる制度です。

また、医療費が高額になりそうなときは、**事前に「認定証（限度額適用認定証）」を取得**しておくとよいでしょう。受診した際、保険証といっしょに認定証を窓口へ提示することで、窓口で支払う1ヵ月（1日〜末日）の金額が一定額（自己負担限度額まで）になります。

Q47 レーザー治療について教えてください

レーザーを使った治療法は2種類あります。**薬剤と併用してごく弱いレーザーを照射するPDT**（光線力学的療法→Q48）と、**通常の強いレーザーを当てる治療法**です。2つの治療法は、目的も進め方も異なります。

レーザーを使った治療では、中心窩《か》に病変が及んでいるかどうかが重要になります。病変の状態で、選ばれる治療法が異なります。

新生血管の発生しているところが中心窩からはずれていれば、強いレーザーを当てて余分な血管を焼きつぶします。

破壊された組織は光をキャッチできなくなり、視野の一部に欠けが生じるのですが、中心窩が保たれていれば生活上、ほとんど支障はありません。

万が一、強いレーザーが中心窩に当たると、たいへん危険な状態をまねきます。視野の中心が欠けてしまい、視力が急激に低下してしまいます。ですから、病変が中心窩に及んでいるときには、通常の強いレーザーを使用する治療はおこなえません。

また、通常の強いレーザー治療をおこなったあとは、定期的な経過観察が必要です。

場合によってほかの部位に新生血管ができてくることもあるため、経過観察中に再発がみられたら、状態に合わせた治療がおこなわれます。

一方、中心窩にも病変があり、新生血管の性状などから抗ＶＥＧＦ療法のみでは効果が弱いと考えられる場合には弱いレーザーを使用するＰＤＴがすすめられます。

▼通常の強いレーザー治療の進め方

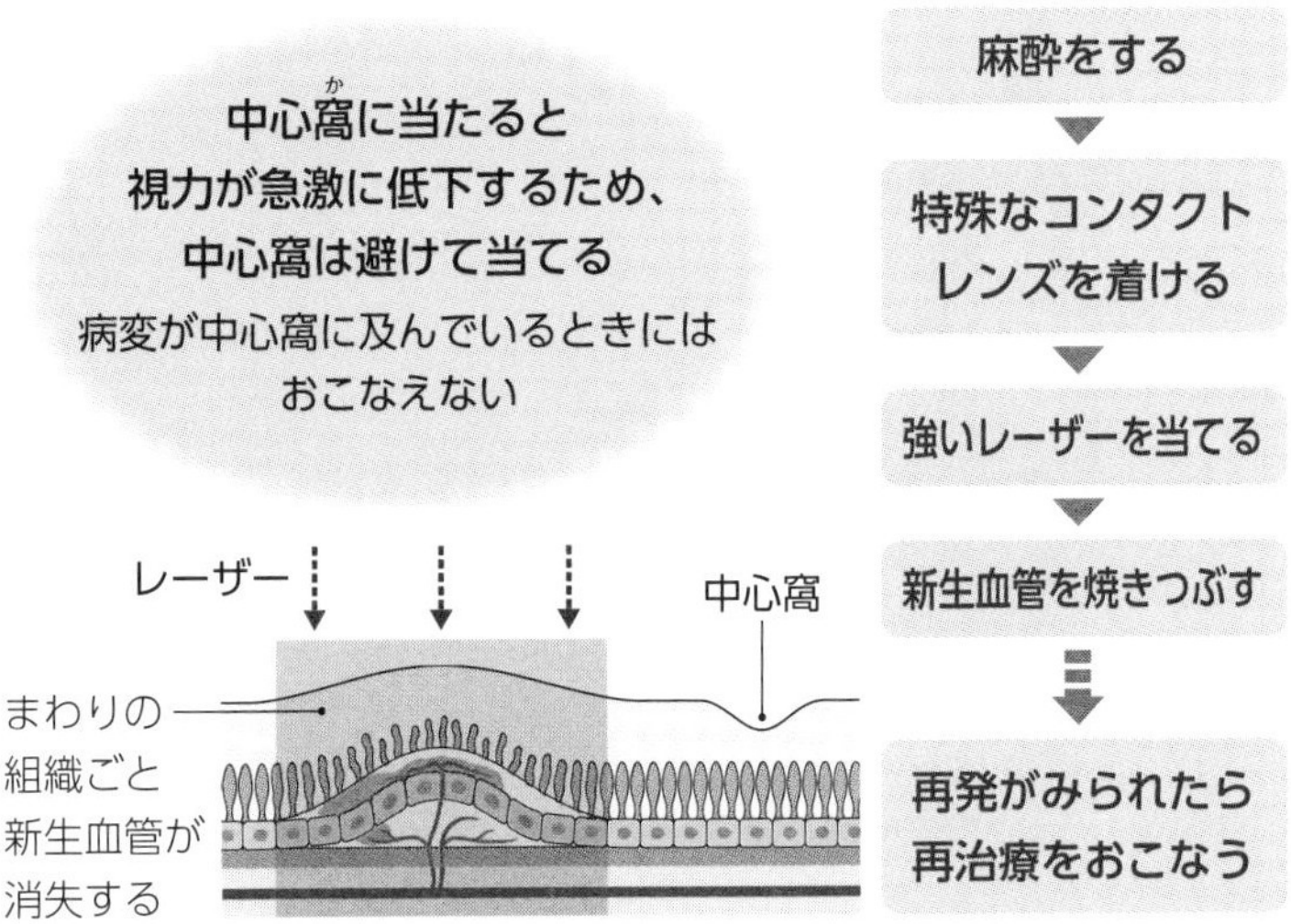
中心窩《か》に当たると
視力が急激に低下するため、
中心窩は避けて当てる
病変が中心窩に及んでいるときには
おこなえない
レーザー
中心窩
まわりの組織ごと新生血管が消失する
麻酔をする
特殊なコンタクトレンズを着ける
強いレーザーを当てる
新生血管を焼きつぶす
再発がみられたら再治療をおこなう

Q48 PDT（光線力学的療法）とはどんな治療法ですか？

新生血管が中心窩《か》にまで及んでいる場合には、PDTがおこなわれます。**新生血管に集まりやすい性質の薬を点滴したうえで弱いレーザーを当て、新生血管をふさいでしまう治療法**です。外来での治療も可能ですが、2日間ほど入院して受けるのが一般的です。PDTは、次の治療手順で進められます。

①点滴を受ける

新生血管に集まりやすい性質をもったベルテポルフィン（商品名：ビスダイン®）という薬を点滴します。点滴にかかる時間はおよそ10分ほどです。

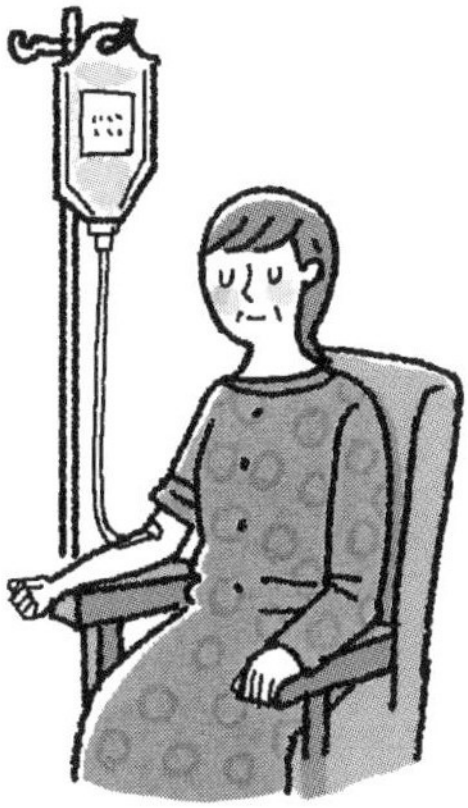

点滴は10分程度で終了する。点滴開始から約15分後にレーザー治療が開始される

② ごく弱いレーザーを当てる

点眼麻酔をおこない、治療用の特殊なコンタクトレンズを装着します。その後、レーザー照射を受けます。新生血管に集まったベルテポルフィンが化学反応を起こし、新生血管の中に血栓《けっせん》がつくられます。

点滴後、強い光に当たると体内に残った薬剤が反応し、皮膚がやけどをしたような状態（光過敏症）になるので注意が必要です。48時間以上たてば薬剤のほとんどが排出され、光過敏症を起こすおそれは減りますが、安全のため5日間程度は強い光に注意が必要です。

③ 新生血管の血流が途絶える

血栓ができたことで新生血管の血流が途

▼ PDT（光線力学的療法）の進め方

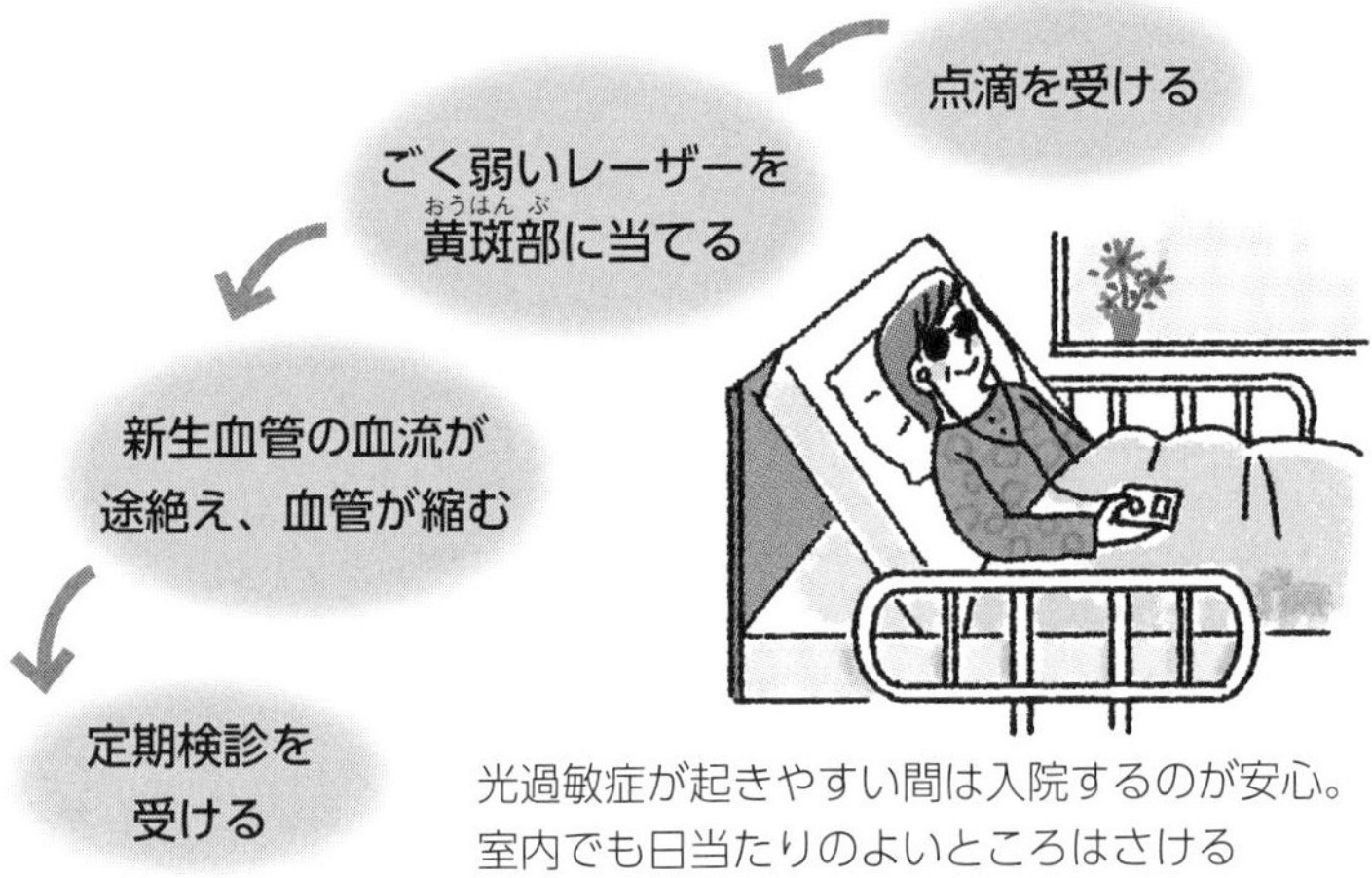
点滴を受ける
ごく弱いレーザーを黄斑部《おうはんぶ》に当てる
新生血管の血流が途絶え、血管が縮む
定期検診を受ける

光過敏症が起きやすい間は入院するのが安心。室内でも日当たりのよいところはさける

絶え、血管が縮みます。血流が途絶えた新生血管は徐々に退縮していきます。

④ 定期検診

指示された間隔で通院し、状態を確認します。再発がみられた場合は、再び治療を開始します。

ＰＤＴは、状況に応じて、抗ＶＥＧＦ療法と併用されるケースも少なくありません。ＰＤＴをおこなうことで抗ＶＥＧＦ療法の注射回数が減れば、経済的な負担の軽減にもつながります。

ＰＤＴは、視力の維持だけでなく、視力の改善につながるケースもみられます。しかし、治療条件通りに治療がおこなわれなかったり、術後、強い光から目を保護するなどの管理が十分でなかったりすると、重大な副作用が起こることがあるので注意が必要です。

ＰＤＴは、「眼科ＰＤＴ研究会」が認定した医師の下でおこなわれる治療法です。ＰＤＴを実施している施設の一覧は、同研究会のホームページに掲載されています。

https://www.pdti.jp/general/general1_map.html

Q49 生活で気をつけることはありますか？

加齢黄斑《おうはん》変性は生活習慣との関連も指摘されています。滲出《しんしゅつ》型でも萎縮《いしゅく》型でも、危険因子を生活のなかから取り除いていく取り組みが必要です。

次にあげる生活習慣の改善ポイントは、加齢黄斑変性だけでなく、あらゆる目の病気にとって有効です。病気を進める要因となるものはできるだけ排除し、進行を抑える作用が期待できるものなどは取り入れてみましょう。

●禁煙

加齢以外の最大の危険因子は喫煙の習慣です。タバコは、目の健康だけでなく、動脈硬化の促進にも関係

▼生活改善も治療の一環

治療や検査とともに重要なのが生活改善。治療の一環として取り組む必要がある

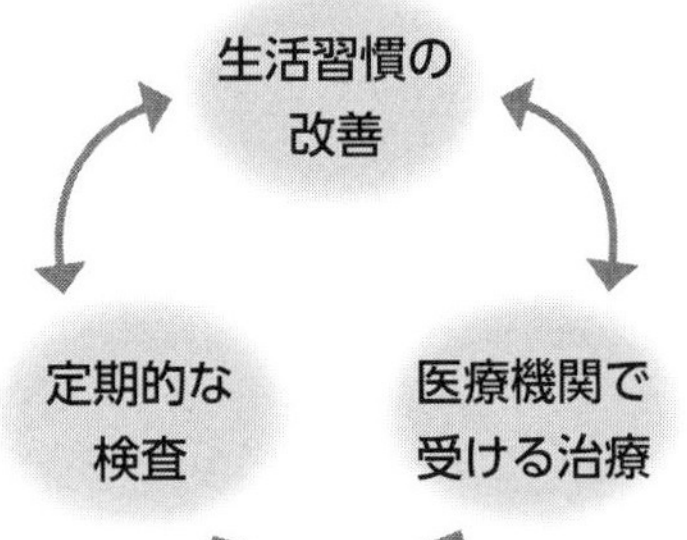

しています。「明日から」などと先延ばしにしているうちに、目の障害がひどくなってしまう可能性もあります。自分の意志でやめられないときは、禁煙外来を受診するとよいでしょう。

●紫外線対策

紫外線も黄斑部の視細胞を傷つける要因のひとつです。外出時は帽子、サングラスなどで、紫外線が直接目に当たらないように気をつけましょう。

●野菜や魚をしっかりとる

加齢による変化の多くは酸化が関係しています。食生活では、抗酸化作用のある野菜や魚などをしっかりとることが、目や体の酸化を防ぐことにつながります（↓Q66）。また、抗酸化作用をもつルテインなどのサプリメントを利用するのもよいでしょう。

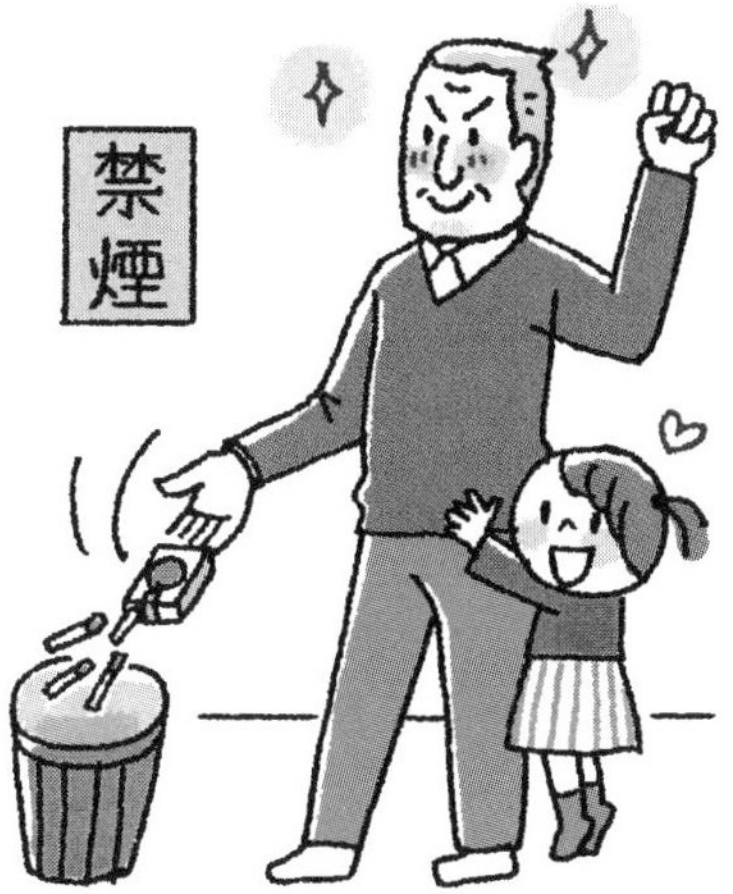

ぜひ、禁煙の取り組みを！

4

白内障を治して快適に暮らそう

Q50 白内障と緑内障は、どう違うのですか？

緑内障（↓2章）は、眼圧によって視神経がダメージを受ける病気なのに対して、白内障は、レンズ役の水晶体が濁《にご》ってくる病気です。**どちらも加齢が影響する病気ですが、水晶体の濁りはとくに、年齢を重ねるなかで、だれにでも生じる自然な変化であり、白内障は緑内障のように、すぐに治療が必要になるものではありません。**

体の組織は年々変化していきます。そのため、40歳以上であれば、白内障が始まっていると診断されても不思議ではありません。

白内障の進行は概してゆっくりです。ですから、しばらく様子をみるのも選択肢のひとつです。ただ、**比較的安全な手術でクリアな視界を取り戻すことができる**病気でもあります。がまんしすぎることもありません。

見えづらさは、たんに不便であるというだけでなく、生活の質そのものを低下させてしまうおそれがあります。

▼「レンズ」の濁《にご》りと白内障の症状

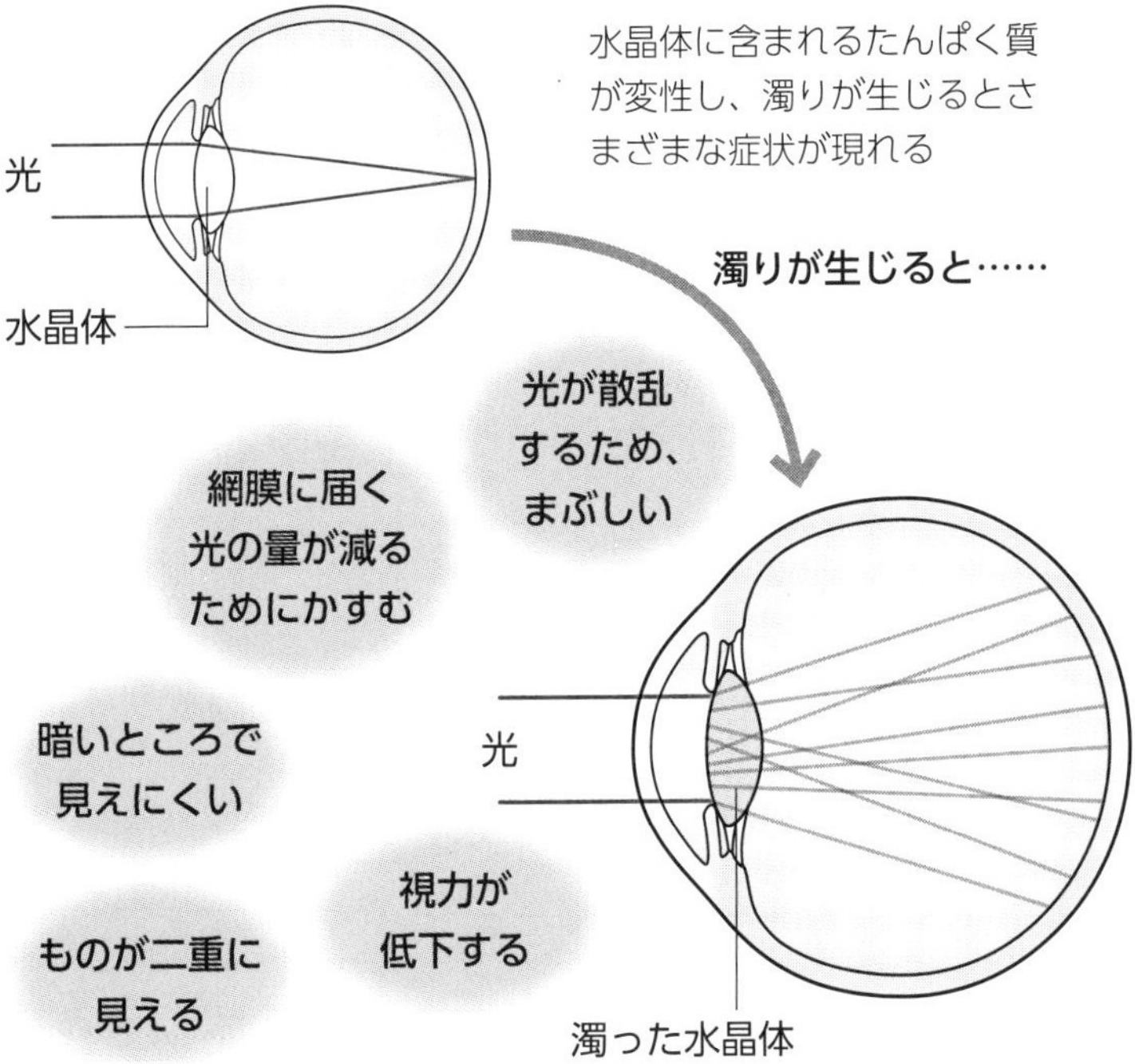

ものが二重に見える

水晶体に含まれるたんぱく質が変性し、濁りが生じるとさまざまな症状が現れる
光が散乱するため、まぶしい
網膜に届く光の量が減るためにかすむ

濁った水晶体を通して見える世界のかすみを消す唯一の手段は、手術で新しいレンズに入れ替えることです。

「手術なんて受けたくない」と不安に思うかもしれませんが、見える目を取り戻すことのメリットは意外なほど大きいものです。

むやみにおそれず、適切な時期を見計らって手術を受けることも考えていきましょう。

Q51 どのように目が濁っていくのですか？

水晶体が濁《にご》ってくる原因の9割は、年齢の重なりによるもので、「加齢白内障」ともいわれます。水晶体は、外側から濁り始めることが多いのですが、中心部の核《かく》から濁ることもあります。**濁り方のタイプは大きく3つに分けられます。**

● **皮質白内障**

水晶体の外側からくさびのような形状に濁り始めます。初めのうちは症状に気づきにくいのですが、まぶしさや、暗いところでの見えにくさを訴える人もいます。

● **核白内障**

水晶体の中心部の核から濁り始めます。核が硬くなって光の屈折率が変わるため、老眼がある人は一時的に近くが見えやすくなることがあります。

● **後嚢下《こうのうか》白内障**

水晶体の後ろ側の中心部から濁り始めます。比較的早い時期から視力の低下が起きます。

糖尿病やステロイド薬の長期服用の影響で起こる白内障に多くみられるタイプです。

白内障のほとんどが「加齢白内障」ですが、残りの1割は、成人の場合、糖尿病やアトピー性皮膚炎、また、長く服用している薬、目のケガなどの影響で生じる白内障で、40歳未満で発症することもあります。

少ないとはいえ、なかには「年のせい」とばかりもいえないケースもあるので、原因を確かめておくことが必要です。

▼濁《にご》り方のタイプと症状

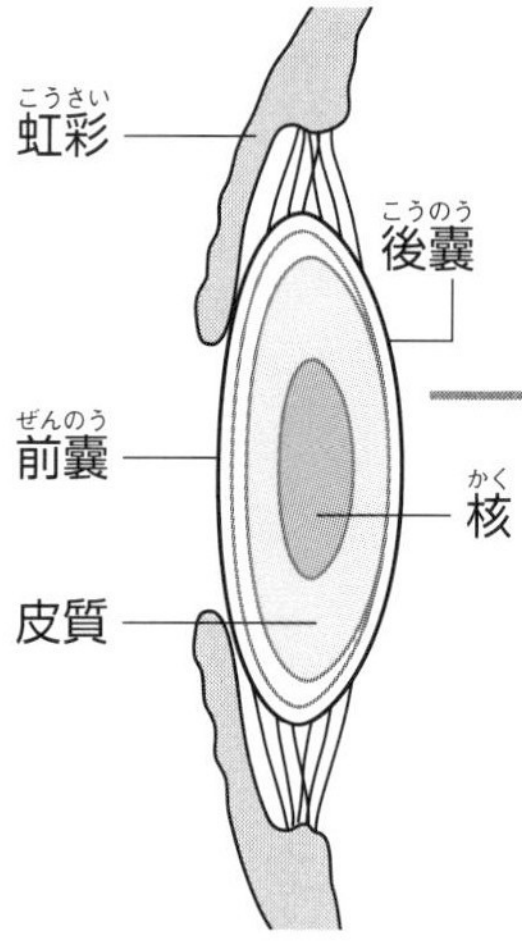

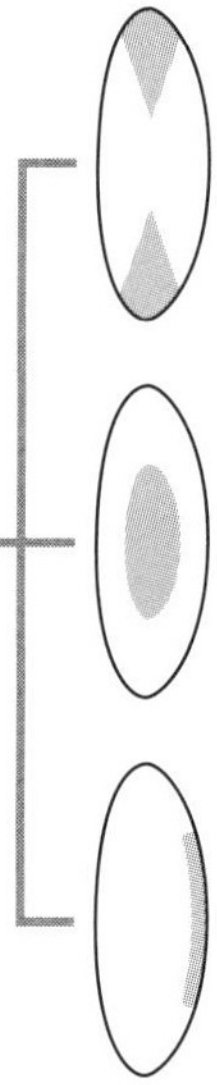

皮質白内障

外側からくさび状に濁り始めるタイプ。初めのうちは自覚症状が現れにくい

核白内障

中心部の核から濁り始めるタイプ。光の屈折率が変わるため、老眼が治ったように感じることもある

後囊下白内障

後ろ側の中心部から濁り始めるタイプ。比較的早い時期から視力低下が起きる

Q52 白内障を放置すると緑内障になるというのは本当ですか？

進行した加齢白内障を、そのまま放置していると緑内障（→2章）になることがあります。

水晶体は、白内障が進行するにしたがって、次第に硬くなります。かなり進行した白内障では、水晶体は硬く、少し大きくなります。この水晶体が虹彩《こうさい》を後ろから前に押し上げることで、房水《ぼうすい》の排出口である隅角《ぐうかく》が狭くなります。その結果、房水がたまり、眼圧が上がって「原発閉塞隅角緑内障」（→Q13）を発症することもあります。また、排出口が完全にふさがると急性緑内障発作（→Q14）を引き起こします。

ただし、白内障はゆっくり進行する病気です。「一刻も早く」などとあせる必要はありません。自分の白内障の状態を把握するとともに、生活での不便さや、仕事・イベントの予定がある場合は、それらを考え合わせ、医師と相談しながら適切な時期に手術をおこなうとよいでしょう。

Q53 治療法の主流は？ すぐに終わるのでしょうか？

濁《にご》った水晶体をもとの透明な状態に戻すことはできません。手術で眼内レンズと交換するのがクリアな視界を取り戻す唯一の手段です。

濁った水晶体を取り除く方法として、現在、**もっとも多くおこなわれているのは、水晶体の核を砕いて吸引する「超音波乳化吸引術《にゅうかきゅういん》」といわれる手術**です。

手術を受けることになったら改めて検査をおこないます。どのような眼内レンズを入れるかについては医師とよく相談のうえ、患者さん自身が決めます。

手術の前に点眼や注射で麻酔をするので痛みはありません。また、術後数日間は眼帯を使うことが多いため、基本的には片目ずつ、濁りが強いほうの目から手術します。数日〜1週間程度、間をあけて残りの目の手術をおこないます。

白内障の手術のなかでもとくに超音波乳化吸引術は、目の傷が比較的小さくてすむうえ縫合する必要もないため、受ける側の負担はさほど大きくありません。**20分ほど**

で終了するため、あっという間に終わったという感想をもつ人も少なくないようです。

超音波乳化吸引術では、まず、局所麻酔をしたあとで、角膜の端のほうを2㎜ほど切開して手術器具を挿入。水晶体を包んでいる膜の上側（前囊《ぜんのう》）を切除します。

次に水晶体の中に水を流し入れながら超音波で核《かく》を砕き、砕いた核と皮質を吸引してまわりの膜（前囊の周辺と後囊《こうのう》）を残します。

折りたたんだ状態の眼内レンズを前囊と後囊の間に入れると、中でレンズが広がります。角膜の傷は自然にふさがるため、縫合はしません。眼内レンズのほとんどはアクリル製のやわらかなものです。レンズを支える2本の支柱がついており、もともと水晶体があったところに自然に固定され、ずれないようになっています。

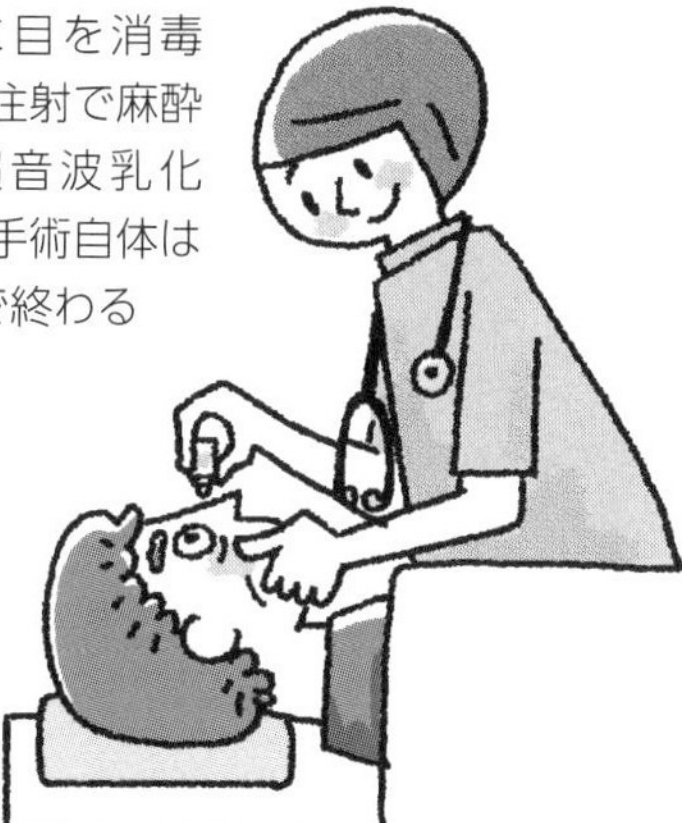

手術の前に目を消毒し、点眼や注射で麻酔をする。超音波乳化吸引術なら手術自体は20分程度で終わる

白内障は両目とも同じように濁ることもありますが、片目だけひどく濁ってくるこ

ともあります。その場合には、濁りがひどいほうの目だけ手術し、もう一方の目についてはしばらく様子をみるだけでよいでしょう。

ただし、白内障が進行して核が硬くなっていると、超音波でうまく砕けないことがあります。その場合は、強膜をやや大きく切開して水晶体を核ごと取り出し、眼内レンズを入れてから強膜を縫合します（水晶体嚢外摘出術）。

▼主流は水晶体の核《かく》を砕く「超音波乳化吸引術《にゅうかきゅういん》」

1 角膜を切開する

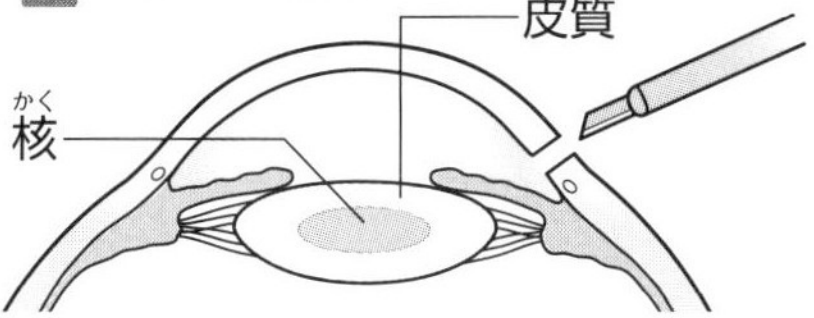

角膜の端のほうを２㎜ほど切開して手術器具を入れる

2 超音波で核を砕き、吸引する

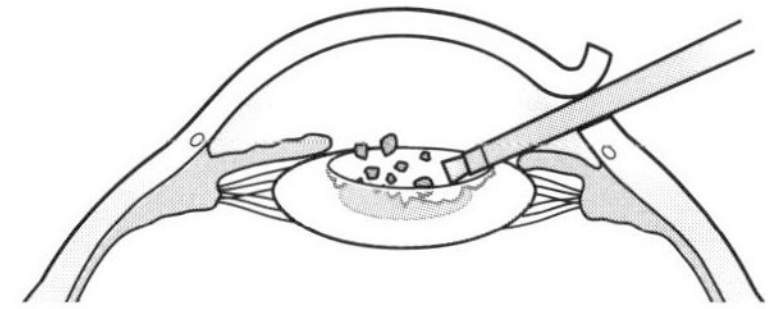

水を流し入れながら超音波で核を砕き、核と皮質を吸引する

3 眼内レンズを入れる

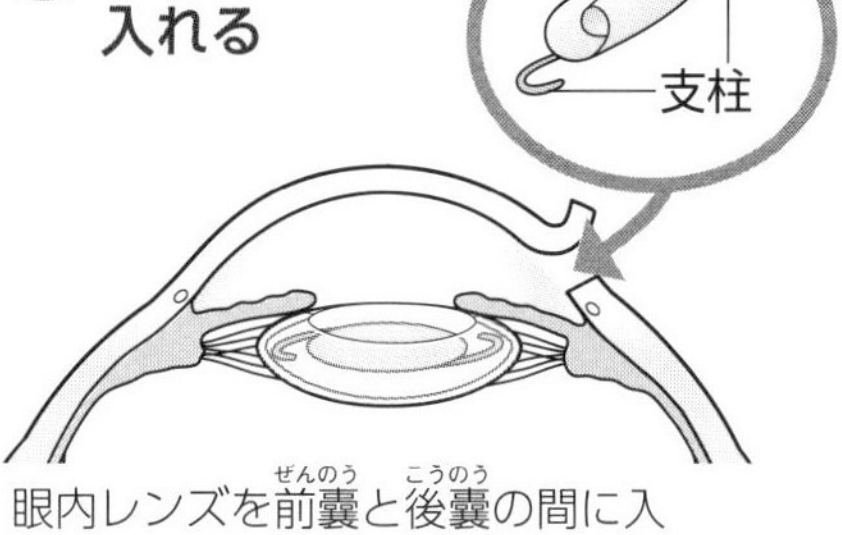

眼内レンズを前嚢《ぜんのう》と後嚢《こうのう》の間に入れる。支柱が伸びて固定される

Q54 手術を受けるタイミングで迷っています

白内障といっても濁《にご》りの程度はさまざまです。どのタイミングで手術を受けるべきか、迷っている人も少なくないのではないでしょうか。

手術を受ける時期を決めるとき、適切な判断をするために必要なのが、現在の状態を把握することです。ほかに目の病気や持病がある場合は、その治療との兼ね合いを考える必要もあります。

現在、あまり不便さを感じていないのであれば、急ぐ必要はありません。紫外線や喫煙など、老化を進める要因を減らすことを心がけながら、様子をみてよいでしょう（→Q65）。

次第に**ものが見えづらくなったり、見えづらいことで生活に支障が出るようになったりしたら、手術を受けるタイミングかもしれません。**

なかにはギリギリまでがまんする人もいますが、無理をして先延ばしにする必要はないでしょう。

ほかの目の病気で手術の予定がある場合には、そのタイミングに合わせて、白内障の手術をいっしょにおこなうこともあります。ただし、持病で全身状態が悪い場合は、病状が安定してから目の手術を検討する必要があります。また、角膜の状態が悪い場合は、白内障の手術でさらに悪化してしまうこともあるので慎重な判断が必要です。

▼不便さを感じたら……

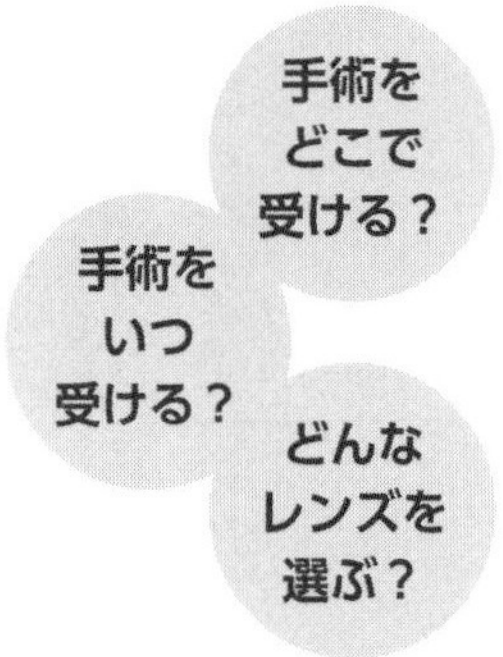
手術をどこで受ける？
手術をいつ受ける？
どんなレンズを選ぶ？

不便さが強くなってきたら眼科を受診し相談する

白内障に使われる点眼薬

経過観察の際、次のような点眼薬を処方されることもあります。

●ピレノキシン（商品名：カタリン®など）……たんぱく質の変性を防ぐのが目的。

●グルタチオン（商品名：タチオン®）……抗酸化作用があるといわれています。

ただし、これらの点眼薬には濁りを解消する効果はなく、白内障の進行を止められるわけではありません。

Q55 治療を受けないと認知機能が低下するというのは本当ですか？

急激に進むことがないとはいえ、見えづらさを放置しておくことの弊害は少なくありません。見えづらさをかかえながらの生活は、制約が多く気分も沈みがちです。うつ状態は**認知機能にも悪影響**を及ぼします。

手術で見える目を取り戻すことには、こうした流れを断ち切り、生活の質を高める効果もあると期待されています。

白内障の手術を受ける前と受けたあとで、患者さん自身の気分や認知機能がどのように変化するか調べた調査では、抑うつ状態が改善した人ほど、認知機能の改善もみられることがわかっています。

自分から積極的に「手術を受けよう」と決断しにくい患者さんには、家族が後押しすることも考えてみましょう。高齢になればなるほど、通院時の負担なども大きくなりがち。早めの決断が望ましいこともあります。

白内障の手術を受けた人の抑うつ気分と認知機能の変化

抑うつ気分が改善されると、認知機能も改善されるのがわかります。

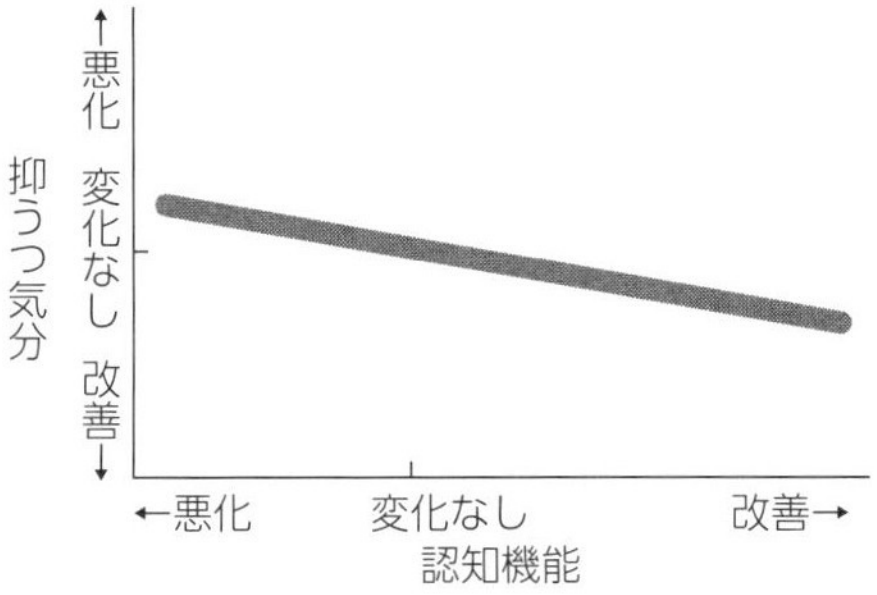

見えづらさをかかえながら生活していると、次第に気分も沈みがちになることが多い。白内障の手術を受けて抑うつ気分が改善された人は、認知機能にも改善がみられた

（石井晃太郎、日本白内障学会誌 Vol.27, 2015 より作成）

▼「見える目」を取り戻すメリットは大きい

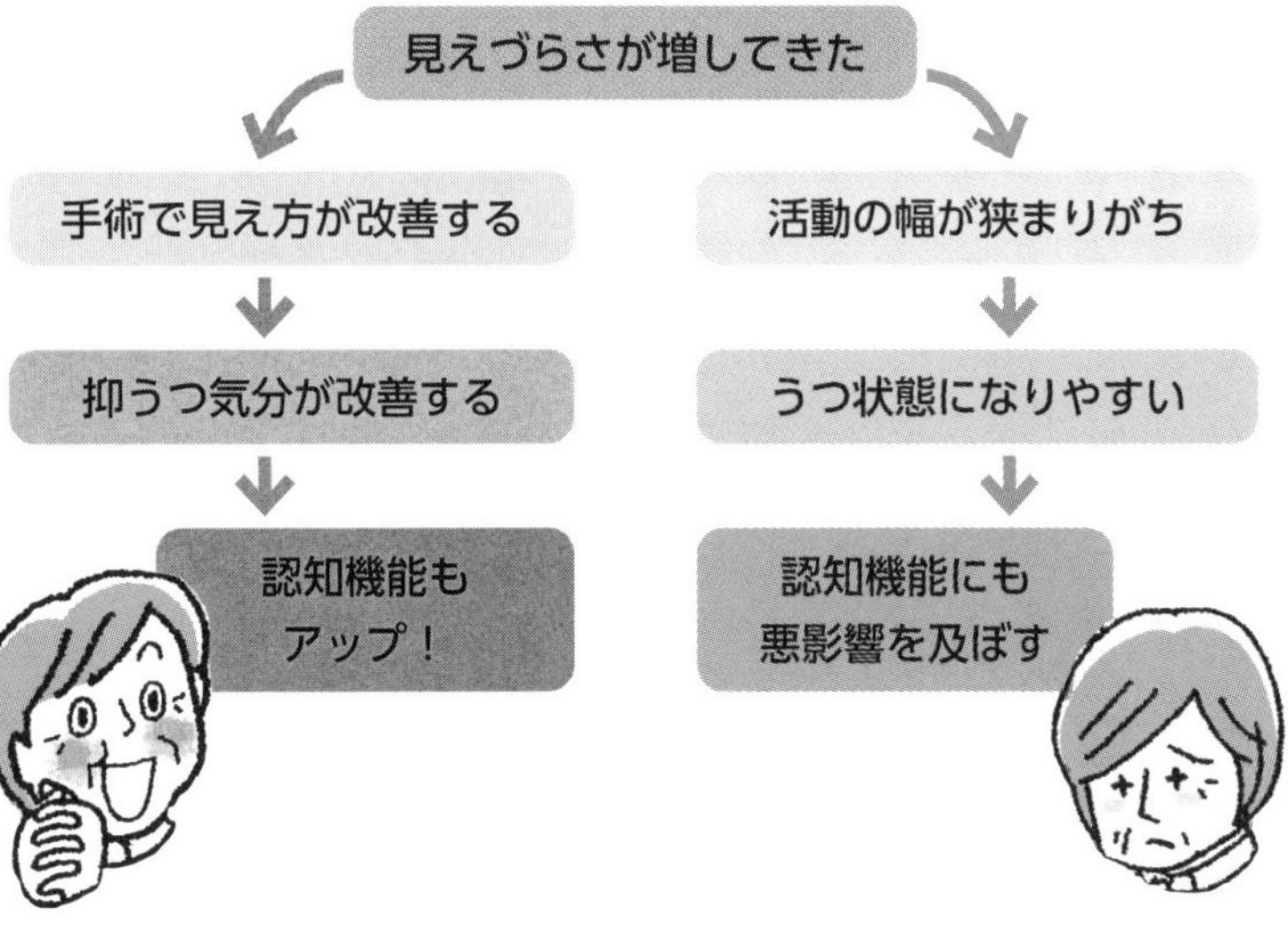

Q56 眼内レンズを選ぶポイントを教えてください

眼内レンズは、一度入れたら一生そのレンズを使うのが基本です。**自分の生活スタイルをふりかえり、なにが便利か、どんなレンズを選べば快適に過ごせそうか、慎重に検討**しておきましょう。レンズの種類は、大きく2つに分けられます。

●単焦点《たんしょうてん》レンズ

ピントが合うのは一定の距離だけで、ピントを合わせたい距離に合わせて、レンズの度数を決めます。手元の作業が多い人は近い距離に、車の運転などが多い人は遠くの距離にピントが合うものがよいでしょう。ピントが合う部分の映像は、はっきりととらえることができますが、ピントが合わない距離のものを見たいときはメガネが必要になります。健康保険が適用されるため、費用は片目につき1万～4万円ほどです。

●多焦点《たしょうてん》レンズ

ひとつのレンズで近くにも遠くにもピントが合います。2点、あるいは3点に焦点

単焦点《たんしょうてん》レンズと多焦点《たしょうてん》レンズの違い

日常生活のなかで「よく目を使う距離」を考えて選べば、快適に過ごせます。

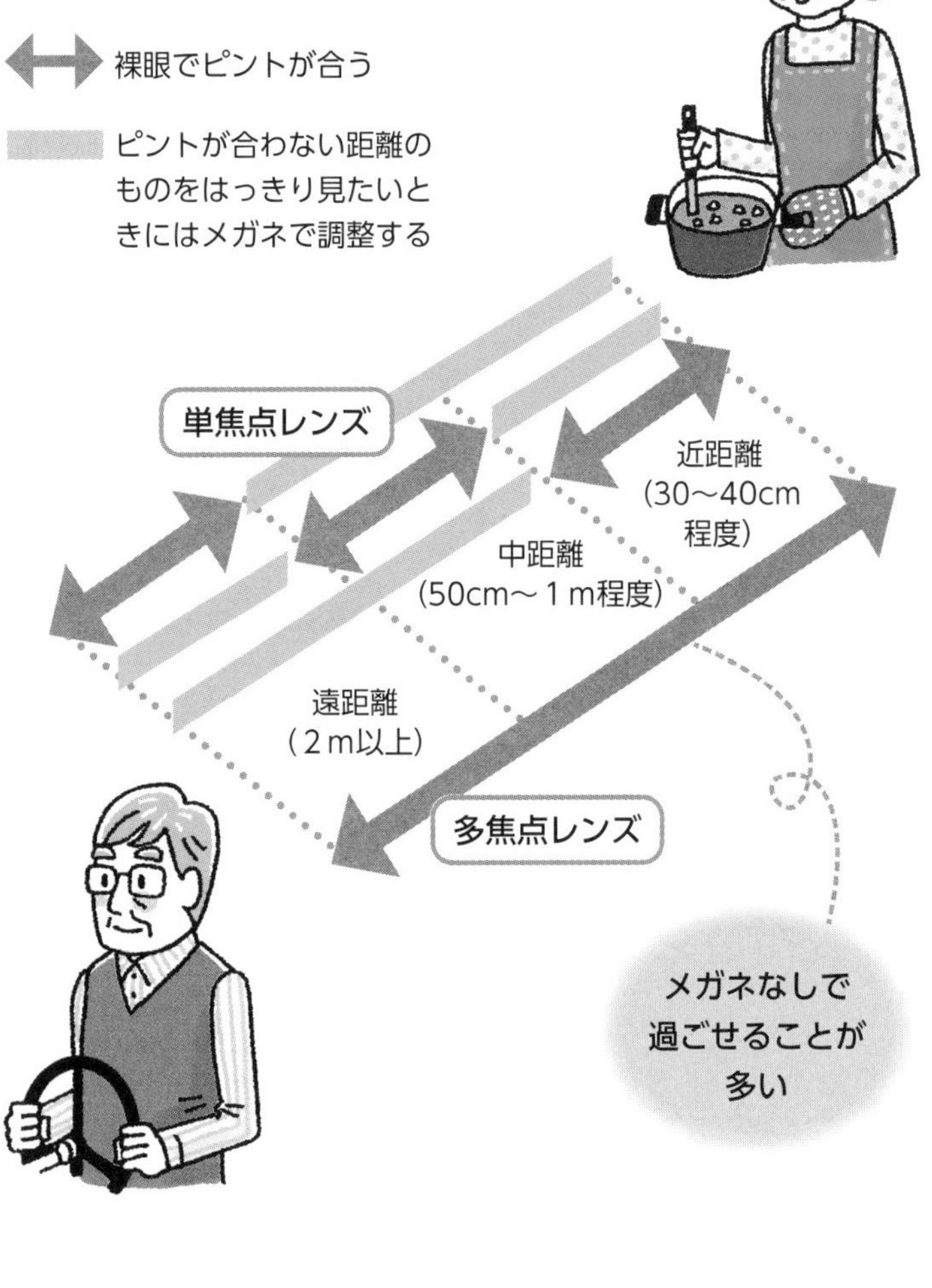

が合うため、術後は、基本的にメガネなしで過ごすことができます。

ただし、ピントがやや甘く、薄暗いところでは見えづらいときがあるため、メガネで調整する必要があります。また、慣れるまで多少時間がかかります。

多焦点レンズは健康保険の適用がないため、選定療養（保険診療＋一部自己負担：費用は片目につき20万～30万円前後）となります。

単焦点レンズを選択するか、多焦点レンズを選択するかは、メガネのかけはずしに抵抗はないか、費用はどれくらい出せるかなどを総合的に判断して決定します。また、片目だけ手術する場合には、手術しないほうの目の視力とのバランスも考慮します。

▼眼内レンズの特徴

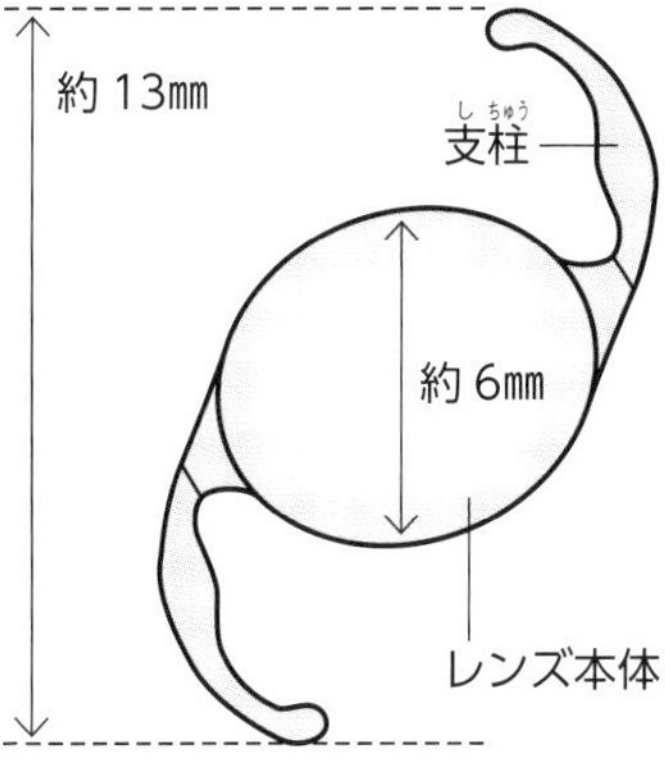

レンズの直径は６㎜ほど。紫外線を遮るため、ごく淡い黄色をしている。どれくらいの距離のものを見たときに焦点が合うようにするかが、レンズを選ぶときのポイントになる。また、角膜のゆがみを矯正するレンズ（トーリック眼内レンズ）を使うことで、乱視を矯正することもできる

Q57 術後に注意する点はありますか？

白内障の手術は比較的安全なものとはいえ、術後にトラブルが生じるおそれもゼロとはいえません。術後の管理しだいでは思わぬ合併症が生じる危険性もあります。

手術後、当日は眼帯で保護し、傷口から細菌が入り込まないように注意しましょう。日帰り手術ならそのまま退院します。

翌日以降は、炎症の抑制・感染予防のための点眼薬を使いながら、数日間は通院が必要です。

眼帯がはずれれば、手術した目で見たり読んだりもできますが、疲れない程度にします。洗髪・洗顔は医師の許可が出るまでは控えましょう。

眼帯のつけ方、つけておく日数は医師の指示にしたがう。異物感やまぶしさ、違和感はいずれおさまる

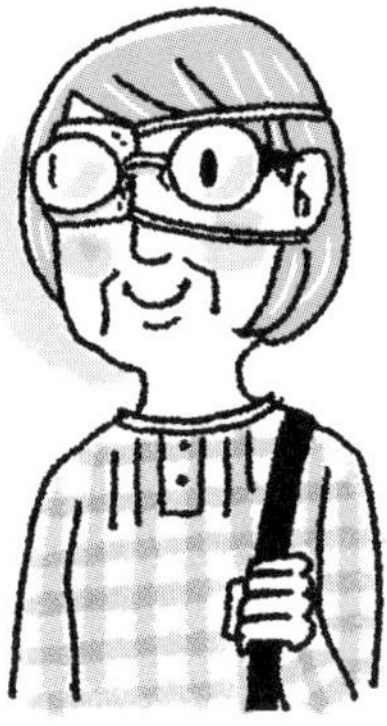

その後も点眼薬は指示どおり使い続けます。点眼薬をやめてしまうと、感染が起きて重篤《じゅうとく》な状態に陥ることがあります。急激な視力低下や充血、痛みなどの症状が起こったら、すぐに受診してください。放置すると失明する危険もあるので、注意しましょう。

眼内レンズを通した見え方に**慣れるまでには、少し時間がかかる**こともあります。あせらず、ゆっくり経過をみていきましょう。眼内レンズを入れたあとは、これまで使っていたメガネやコンタクトレンズは合わなくなることが多いでしょう。ただし、新しいメガネをつくるのは視力が安定したあとにします。

また、手術を受けた患者さんの1割程度ではありますが、術後数ヵ月後～数年後に、再びかすみが生じ、「**後発白内障**」を発症する人もいます。その場合は、医師に相談しましょう。レーザー治療をおこなうことで、かすみはなくなります。

慣れるまで、数ヵ月間様子をみる。視力が安定したら、メガネでピント調整をはかるのがベスト。かけはずしが多くなるので、ストラップを利用すると便利

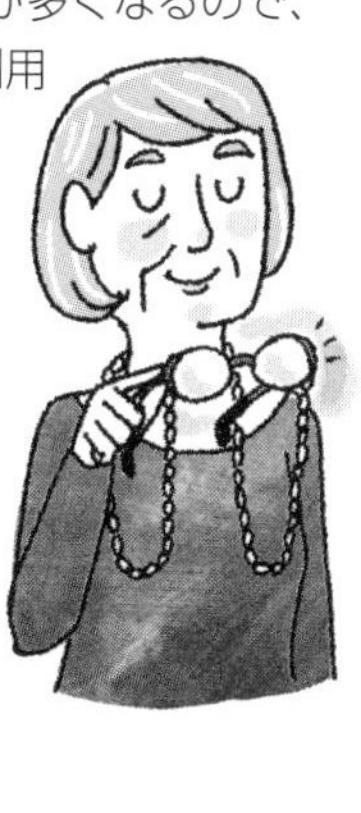

5

その他の目の病気

Q58 糖尿病網膜症とはどんな病気ですか？

糖尿病の合併症として生じやすい目の病気が「糖尿病網膜症」です。

原因となる糖尿病は、自覚症状に乏しく、いつ発症したのかわからないこともあります。

糖尿病の発症に深く関係しているのが、インスリンというホルモンです。このインスリンの働きが悪かったり、分泌量が少なかったりするために高血糖になりやすい病気が糖尿病です。

血液中の糖は、体にとって大切なエネルギー源となりますが、濃度の高すぎる状態が続くと血管の壁は傷み、全身の血管がむしばまれていきま

▼正常型の判断基準

早朝空腹時血糖値
110mg/dL 未満

かつ

ブドウ糖負荷検査で２時間値
140mg/dL 未満

※上記の値のいずれか、または両方とも超えていれば要注意。血糖値の状態は糖尿病型か境界型と判断できる（日本糖尿病学会）

す。とくに傷みやすいのが毛細血管です。

細かな血管が豊富な腎臓で障害が起こると「糖尿病腎症」に、網膜に障害が起こると「糖尿病網膜症」に、毛細血管から栄養を得ている神経に起きる障害は「糖尿病神経障害」といわれ、これらは糖尿病の三大合併症として知られています。

糖尿病網膜症は、糖尿病の発症から10～20年の間にじわじわと進行していき、突然、失明に至ることもあります。

血糖値がなかなか下がらない人はとくに注意が必要です。

糖尿病網膜症は、血糖値の高い状態が続いた結果、生じる病気ですが、初期のころにはまったく自覚症状は現れません。しかし、網膜の毛細血管では小さな変化が起き始めています。

糖尿病網膜症は、進行に応じて初期、中期、後期に分けられ、次のように進行していきます。

● **初期**

毛細血管がもろくなり、網膜にさまざまな変化が現れ始めますが、自覚症状はありません。**「単純網膜症」**といわれる状態です。

「毛細血管瘤《りゅう》」といって、毛細血管に小さなこぶのようなものができます。また、血管が破れて点々と「点状出血」がみられることもあります。血液中の成分がしみ出し、たんぱくや脂質が網膜にたまる「硬性白斑《こうせいはくはん》」がみられることもあります。

●中期

さらに障害が進みますが、血管からしみ出す水分によって網膜の黄斑《おうはん》部にむくみが起こる「黄斑浮腫《ふしゅ》」(→Q63)が生じない限り、自覚症状はほとんどありません。新生血管ができる前の **「前増殖網膜症」** という状態です。

毛細血管がつまって血流が途絶え、網膜が酸素不足に陥ると、「軟性《なんせい》白斑」が現れることがあります。

●後期

傷んだ毛細血管のかわりに非常にもろい新生血管ができはじめます。いつなにが起きてもおかしくない **「増殖網膜症」** といわれる危険な状態です。

「硝子体《しょうしたい》出血」といって、硝子体に伸びた新生血管が破れると、視力低下や飛蚊症《ひぶんしょう》(→Q61)の原因になります。

また、増殖膜という新生血管とともにできる薄い膜によって網膜が引っ張られ、はがれやすくなることもあります（牽引性《けんいんせい》網膜剥離《はくり》）。

　このように、糖尿病網膜症は深刻な視覚障害をもたらすことがあります。左にあげたように、自覚症状が現れるのはかなり病状が進んでからですが、実際は、症状が現れるずっと前から、網膜の障害は始まっているのです。

糖尿病網膜症の進行と症状

高血糖状態が続くと、症状の有無に関係なく糖尿病網膜症は進行します。

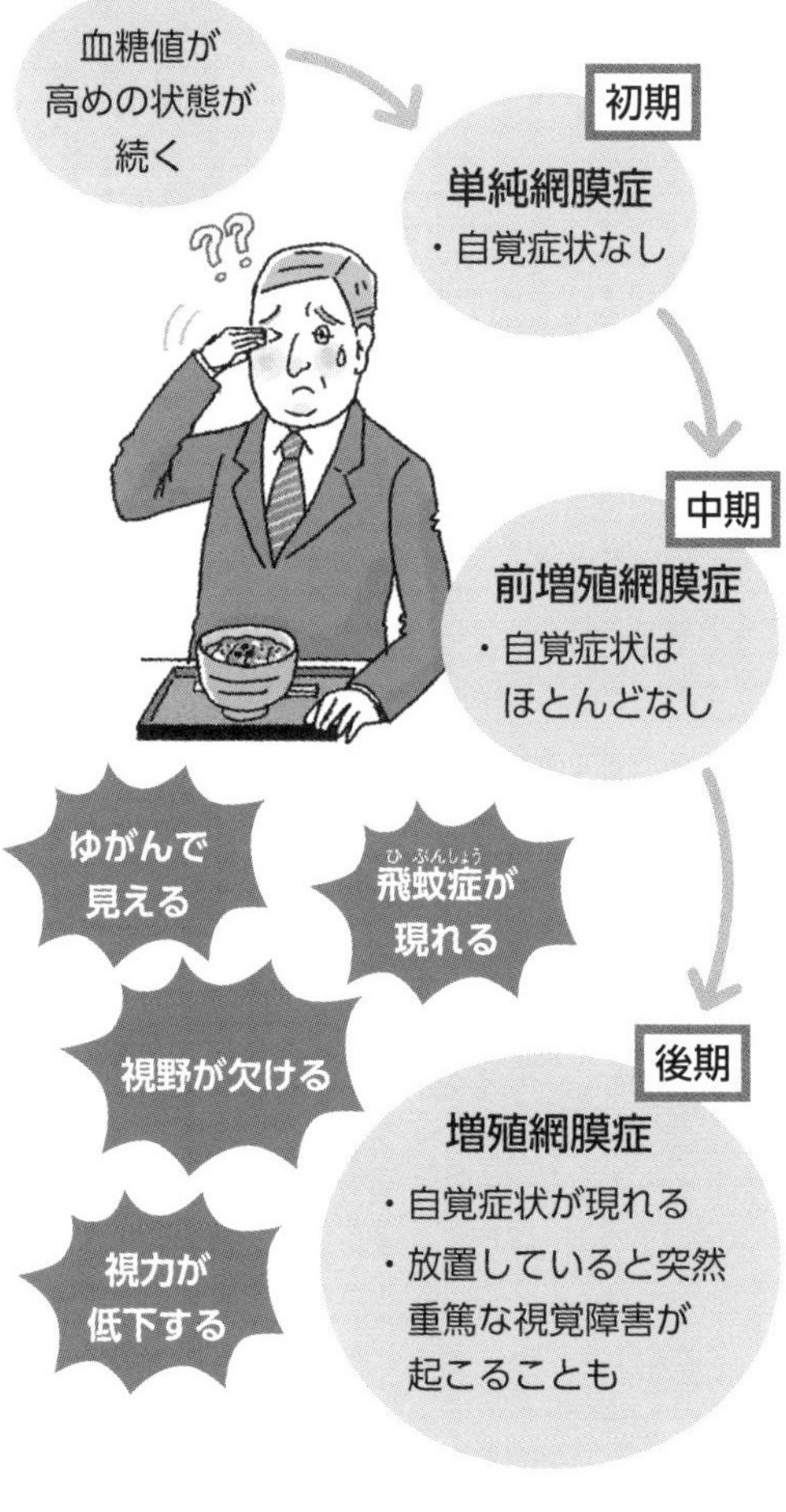
血糖値が高めの状態が続く
初期
単純網膜症
・自覚症状なし
中期
前増殖網膜症
・自覚症状はほとんどなし
後期
増殖網膜症
・自覚症状が現れる
・放置していると突然重篤な視覚障害が起こることも
ゆがんで見える
飛蚊症《ひぶんしょう》が現れる
視野が欠ける
視力が低下する

Q59 糖尿病網膜症にはどんな治療法がありますか？

中高年の失明原因として、緑内障（↓2章）とともに多いのが糖尿病網膜症です。しかし、血糖値をしっかり管理し、糖尿病の治療に合わせて目の状態も調べ、状態に合わせた適切な治療を続ければ、視力を保つことは可能です。見える目を保てるよう、しっかり管理していくことが肝心です。糖尿病網膜症は、糖尿病歴15年以上の患者さんの5～6割にみられると報告されています。発症を防ぎきれなかった場合は、病気の進行を抑えるよう、次のような治療に取り組む必要があります。

●血糖コントロール

食事、運動、薬の三本柱で安定した血糖値を保ちます。発症前も、発症してからも大切な治療の基本となります。

●レーザー治療

血流が途絶えてできる軟性白斑《なんせいはくはん》がみられるところや、新生血管ができているところをレーザーで焼き固め、新生血管が増えないようにしていきます。

●抗VEGF療法

黄斑《おうはん》部《ぶ》にむくみ（黄斑浮《ふ》腫《しゅ》→Q63）がある場合は、薬剤を直接注射する「抗VEGF療法（→Q43）」がおこなわれます。

●硝《しょう》子《し》体《たい》手術

硝子体出血や牽引性《けんいんせい》網膜剝離《はくり》が起きた場合には、硝子体手術を受ける必要があります（→Q60）。

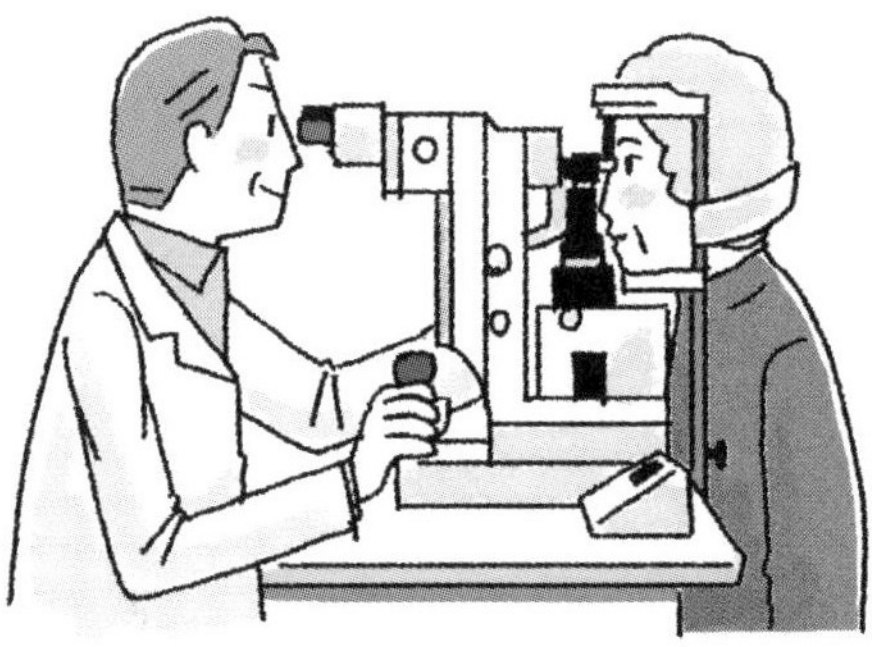

レーザー照射は、点眼麻酔をしてからおこなわれる。痛みはほとんどなく外来で受けられる

長く糖尿病を患っていても、きちんと血糖値をコントロールできていれば糖尿病網膜症は防げます。すでに糖尿病網膜症が生じていれば、病期、症状に合わせた治療を追加していきましょう。気づかぬうちに病状が進み、ある日突然、視力が急激に低下して失明に至るなどという事態を避けるには、定期的に健康診断を受けて糖尿病を早

く見つけること、そして、糖尿病とわかったら、必ず眼科にもかかることが必要です。

糖尿病と診断され、眼科を受診するときは、必ず眼底検査（→Q7）も定期的に受けましょう。

眼底検査では、糖尿病網膜症に起きやすい変化がないか確認します。ある程度進行していれば、蛍光眼底造影検査で血管の状態をチェックします。

また、網膜のむくみ、とくに黄斑部のむくみ（黄斑浮腫）の診断・経過観察にはOCT検査（→Q7）が有効です。

▼状態に合わせて治療する

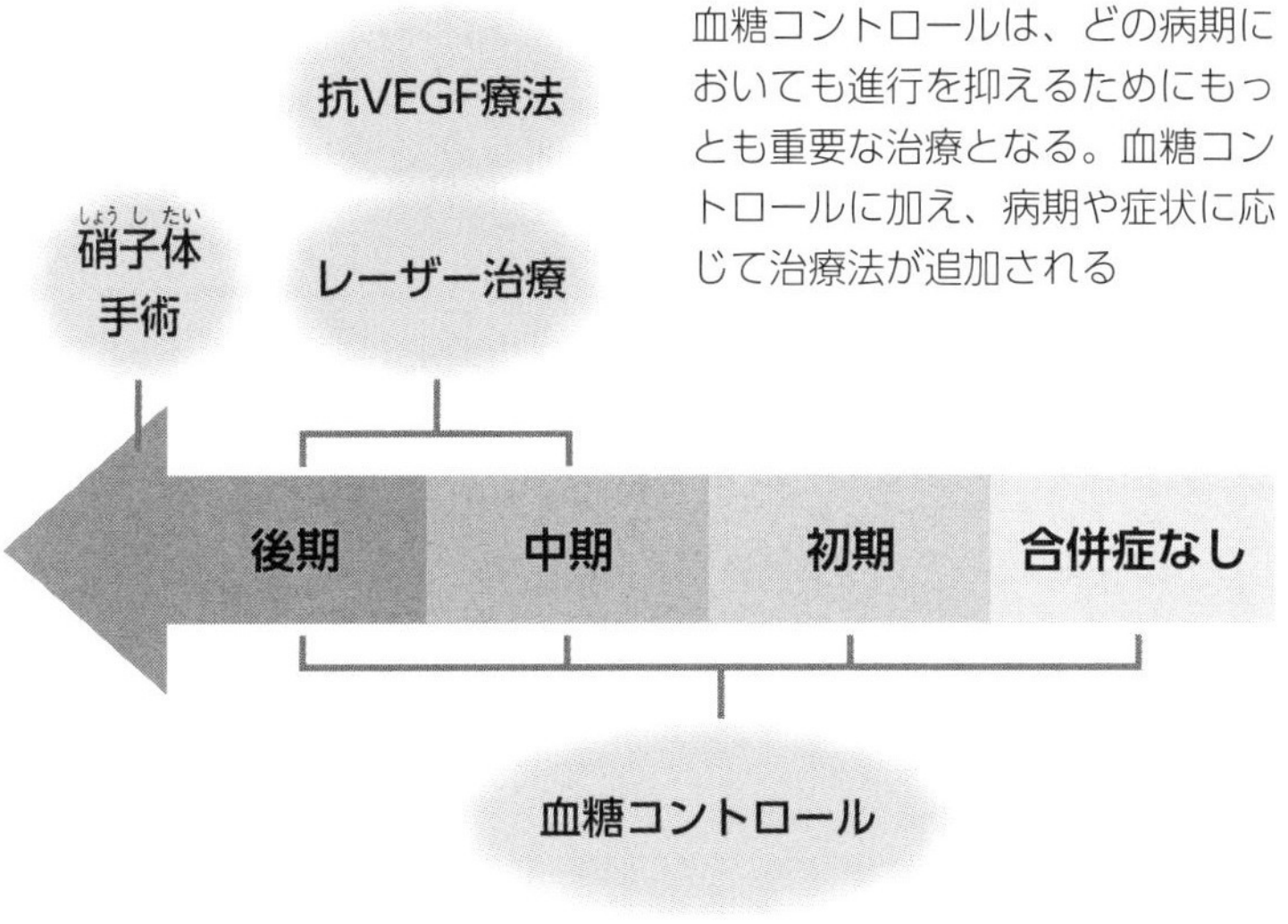

血糖コントロールは、どの病期においても進行を抑えるためにもっとも重要な治療となる。血糖コントロールに加え、病期や症状に応じて治療法が追加される

Q60 硝子体手術とはどんな手術ですか？

硝子体《しょうしたい》手術では、眼球の中の硝子体を取り除き、眼底の組織に生じた病変に対して適切な処置がおこなわれます。

硝子体手術は、**網膜を守るためにおこなう手術**ともいえます。比較的むずかしい手術ですが、現在は手術時の傷口も小さくてすむようになっています。

糖尿病網膜症（→Q58）、網膜剝離《はくり》（→Q61）、黄斑円孔《おうはんえんこう》（→Q63）や黄斑上膜（→Q63）など、黄斑部を含めた網膜の病気が硝子体手術の対象になります。

硝子体手術は、次の手順でおこなわれます。

● **消毒・麻酔後、眼球に孔《あな》を開ける**

眼球に3ヵ所、孔を開けて器具を入れるために切開します。孔の大きさは、それぞれ0・5㎜程度と小さく、手術後は自然にふさがるので心配いりません。

● **硝子体を除去する**

いわゆるレンズにあたる水晶体の後ろにある硝子体を取り除きます。眼圧を保つため、水や空気などを注入しながらゲル状の硝子体を除去することで、眼底にできた病変を治療することができます。出血を防ぐためにレーザーを照射したり、網膜にできた増殖膜や黄斑上膜などを取り除いたりする処置がおこなわれます。

●特殊なガスを入れて網膜を眼底の壁にくっつける

網膜がはがれていたり（網膜剝離）、網膜に孔が開いている（黄斑円孔）ときは、特殊なガスを注入します。

ゲル状の硝子体の代わりに、特殊なガスを入れることで、ガスの浮力を利用して、はがれたり、孔の開いたところを眼底にくっつけることができます。

硝子体手術で注入した水や空気、ガスは術後1～2週間ほどすると、眼内でつくられる液体に置き換えられ、硝子体の代わりになります。

●術後数日間は一定の姿勢をとる

ガスは上へ上へとたまりやすい性質をもっています。病変の位置によっては、術後数日間は横向きや、うつぶせの姿勢をできるだけ保つ必要があります。

硝《しょう》子《し》体《たい》手術

硝子体手術では、硝子体を取り除いた後に、レーザー照射などで眼底の病変に対して適切な処置がおこなわれます。

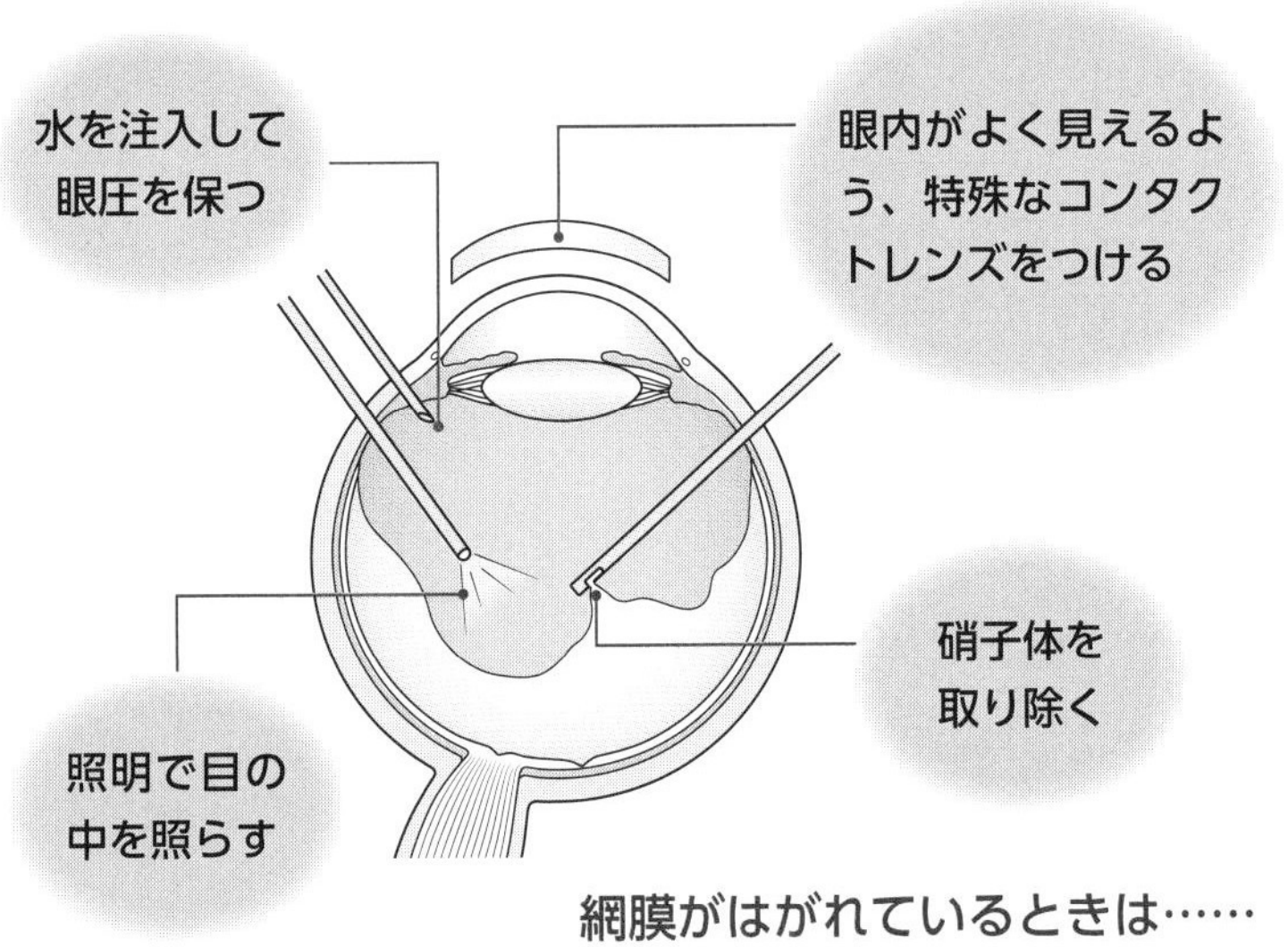

網膜がはがれているときは……

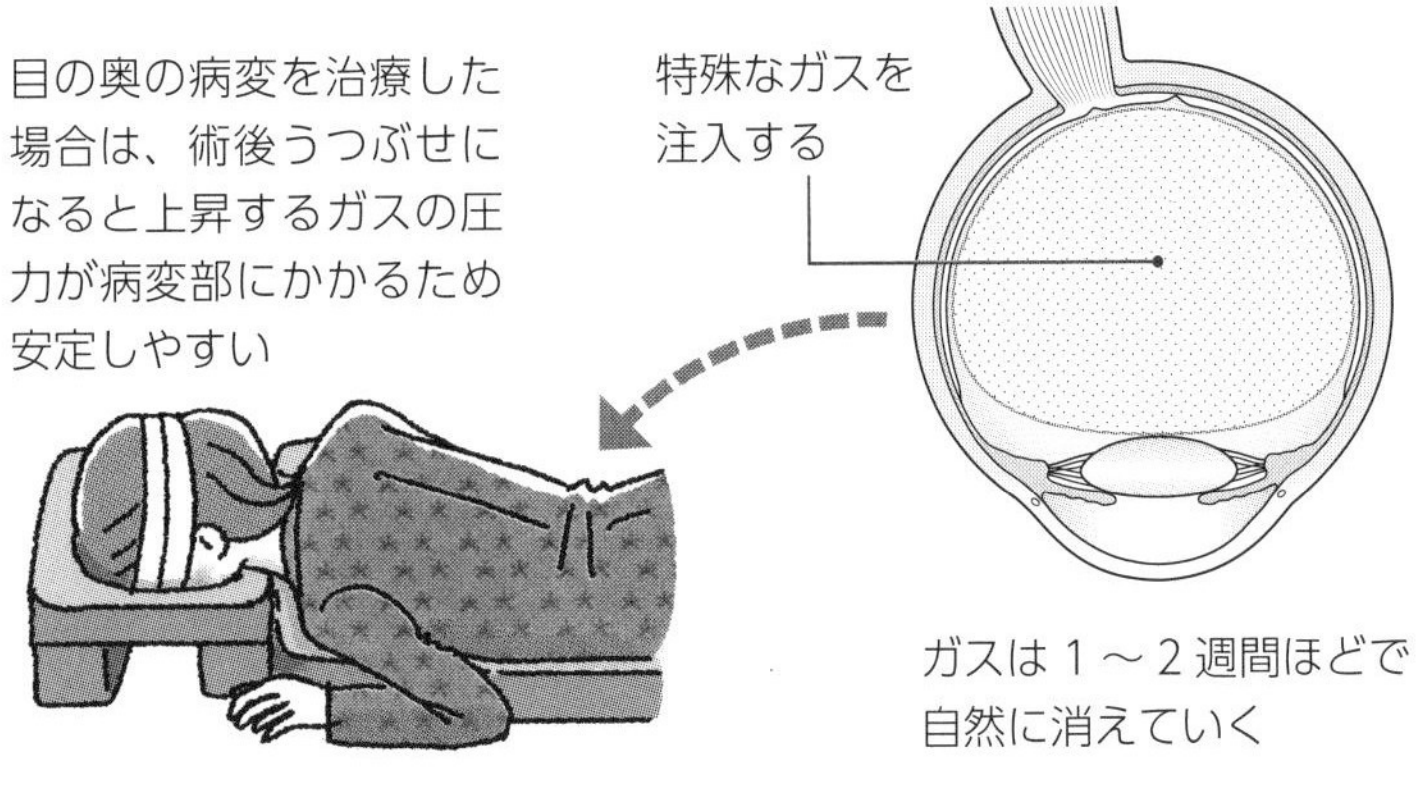

目の奥の病変を治療した場合は、術後うつぶせになると上昇するガスの圧力が病変部にかかるため安定しやすい

ガスは 1 ～ 2 週間ほどで
自然に消えていく

Q61

網膜剥離とはどんな病気ですか？

網膜剥離《はくり》は、**網膜がはがれてしまう病気**です。若い年齢でみられる網膜剥離は、体質や持病などにより、もともと網膜に弱いところがある人に起こります。

また、外部からの衝撃が原因となることもあります。目を強く打つなどして、眼球が強くゆがむと、網膜がはがれてしまうことがあります。

一方、中高年以降の網膜剥離は、多くの場合、年齢的に起きやすくなる硝子体《しょうしたい》の萎《い》縮《しゅく》が関係しています。硝子体は、加齢とともにゲル状の成分と水分が分離し、ゲル状の部分が萎縮して網膜から離れていきます。このとき、ゲルがうまく離れないと**網膜裂孔**《れっこう》（孔《あな》や裂け目）が生じやすくなります。孔や裂け目から水分が入り込むと、網膜剥離が起こります。そのほか、糖尿病網膜症（↓Q58）が進行すると網膜剥離を起こしやすくなります。また、アトピー性皮膚炎で目を強くこすることや、眼球内へのがんの転移などが原因で、網膜がはがれてしまうこともあります。

網膜剝離は、比較的めずらしい病気ですが、強い近視がある人は眼球が前後に長く、常に網膜が引っ張られた状態であるため、網膜裂孔・網膜剝離を起こしやすいことが知られています。

ただし、必要以上におそれることはありません。早く発見して適切な治療をおこなえば、重大な障害を残さずに治すことができます。

網膜裂孔や網膜剝離でみられる特徴的な症状は、次の3つです。

●飛蚊症《ひぶんしょう》

視野にチラチラと黒い影が見えます。蚊のような小さな虫が飛んでいるように感じることもあります。ほとん

▼中高年に多い硝子体《しょうしたい》の萎縮《いしゅく》

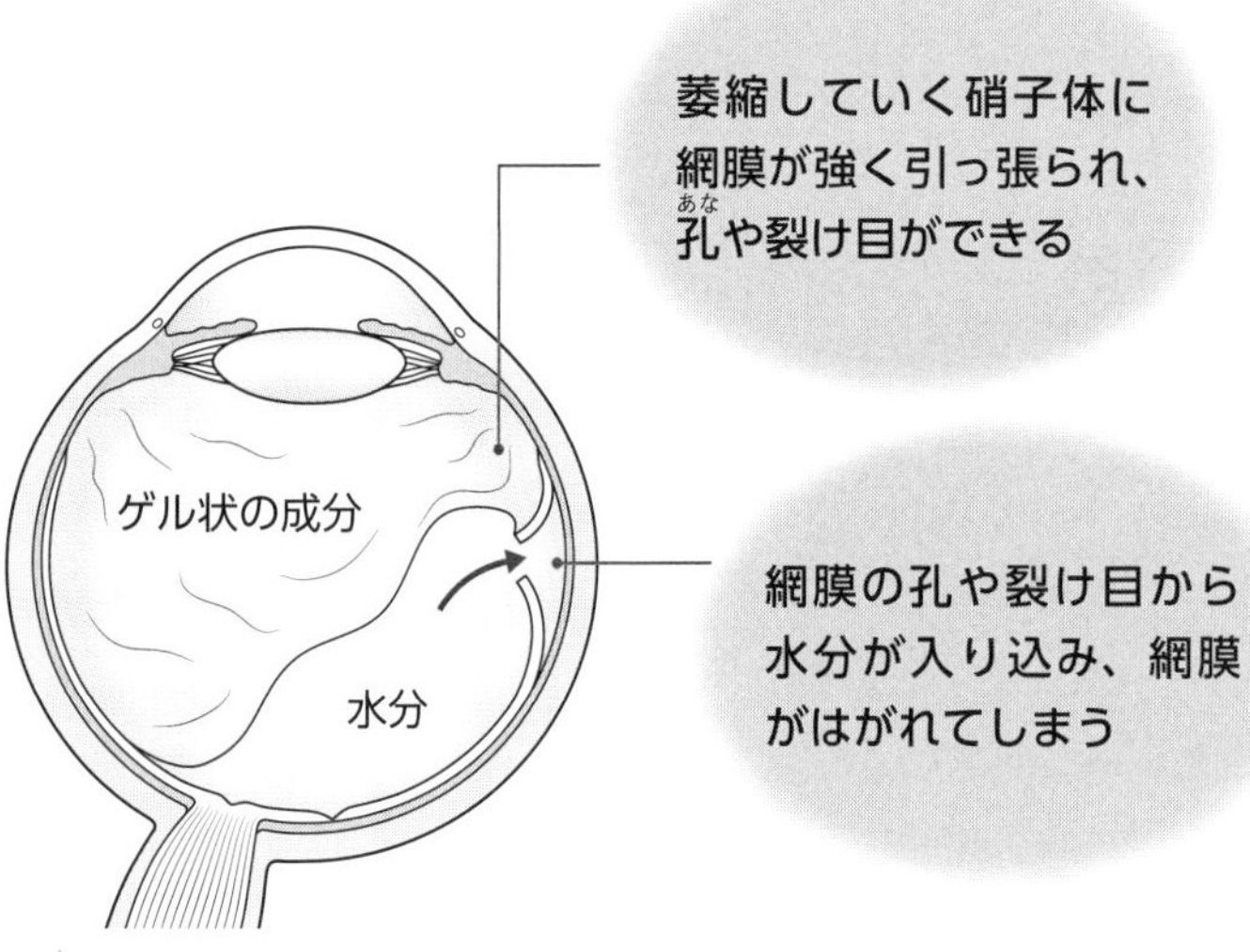
萎縮していく硝子体に網膜が強く引っ張られ、孔《あな》や裂け目ができる
ゲル状の成分
水分
網膜の孔や裂け目から水分が入り込み、網膜がはがれてしまう

どは硝子体の線維などの影で、とくに心配はいらないのですが、裂孔による出血が原因になることもあります。

● **光視症《こうししょう》**

暗いところにいるときや目を閉じたときなどに、キラッと光が見える症状を「光視症」といいます。網膜が引っ張られ、視細胞が刺激されたことによって起こる症状で、裂孔のサインになることもあるので注意が必要です。

● **視野欠損**

網膜がはがれると、はがれた部位がキャッチしている視野の一部が欠けて見えます。

気になる症状が現れたら、放置せずにきちんと調べる必要があります。裂孔が確認された時点で治療しておくのがベストです。

▼飛蚊症《ひぶんしょう》の見え方

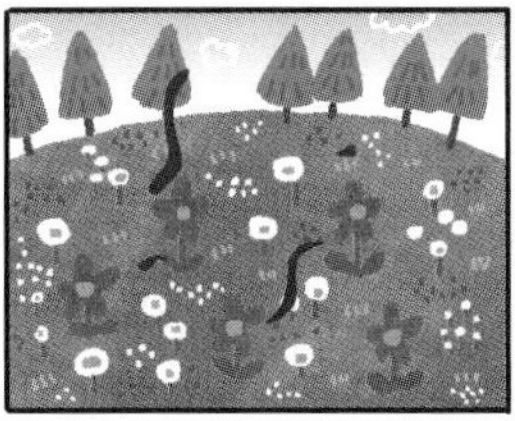

蚊が飛んでいるような小さな影が見える

▼網膜裂孔《れっこう》による出血があるときの見え方

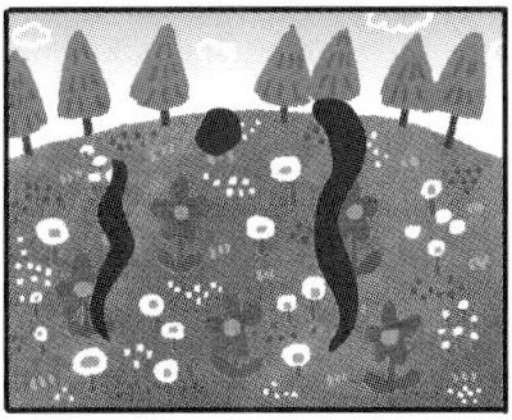

網膜裂孔に出血が伴うと、墨を流したような影が見える

Q62 網膜剥離ではどんな治療がおこなわれますか？

網膜裂孔《れっこう》（↓Q61）や網膜剥離《はくり》は、早く見つけて早く治せば大きな障害が残ることはありません。眼底検査（↓Q7）で網膜の状態を観察するとともに、視野検査（↓Q6）などもおこなった上で治療が進められます。

孔《あな》が開いているだけなら、**裂孔のまわりにレーザーを照射**します。徐々にやけどのあとのような瘢痕《はんこん》ができ、孔がふさがります。5〜10分程度で終わるので、入院せずに外来で受けられます。

一方、**剥離している場合は、硝子体《しょうしたい》手術**（↓Q60）で網膜をもとの位置に戻す治療がおこなわれます。また、眼球を覆う強膜の上からシリコンスポンジを巻いたり、縫いつけたりして外側から圧を加えることで、網膜の裂孔をふさぐ「強膜バックリング」という治療法もあります。

▼強膜バックリング

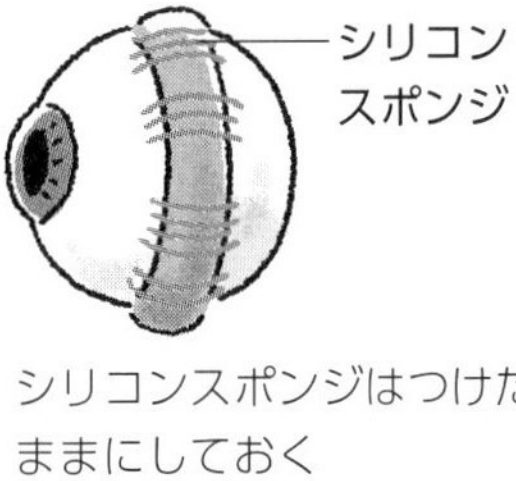

シリコンスポンジはつけたままにしておく

Q63 黄斑部に起こる加齢黄斑変性以外の病気はありますか？

網膜のなかでも、とりわけ重要な役割を果たしている黄斑部《おうはんぶ》に生じる病気は、加齢黄斑変性（→3章）以外にもあります。症状は似ていても、原因や治療法が異なるので、それぞれの病気を理解することが、適切な対処につながります。

黄斑部に障害が起きると、視野の中心部がよく見えなくなるため、不便さを強く感じます。次に挙げる3つの病気は、滲出型《しんしゅつがた》（→Q40）の加齢黄斑変性と異なり、失明に至る心配は少ないものの、いずれも自然に治る病気ではありません。

視力（矯正視力）の低下が進んでいると、治療をしても視力が回復しにくくなることもあります。不便な状態はがまんしすぎず、適切な時期に手術を含めた治療を受けましょう。

● **黄斑円孔《えんこう》**

網膜裂孔《れっこう》の一種で、硝子体《しょうしたい》の萎縮《いしゅく》によって生じます。黄斑部の孔《あな》は小さなものでも

見え方に大きく影響するため、手術で孔をふさいだほうがよいでしょう。レーザー治療は、黄斑部の組織を傷つけるおそれがあるため、おこなえません。

ゆがみ、中心暗点、視力低下などの症状が現れたら、OCT検査（→Q7）などで

▼硝子体《しょうしたい》の萎縮《いしゅく》と黄斑円孔《おうはんえんこう》

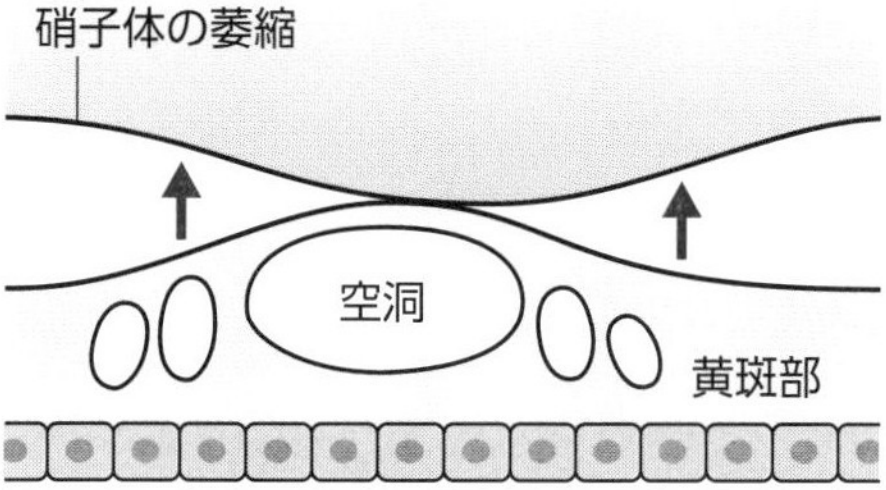

硝子体に癒着《ゆちゃく》した黄斑部の組織が、硝子体の萎縮とともに持ち上がり、空洞ができる

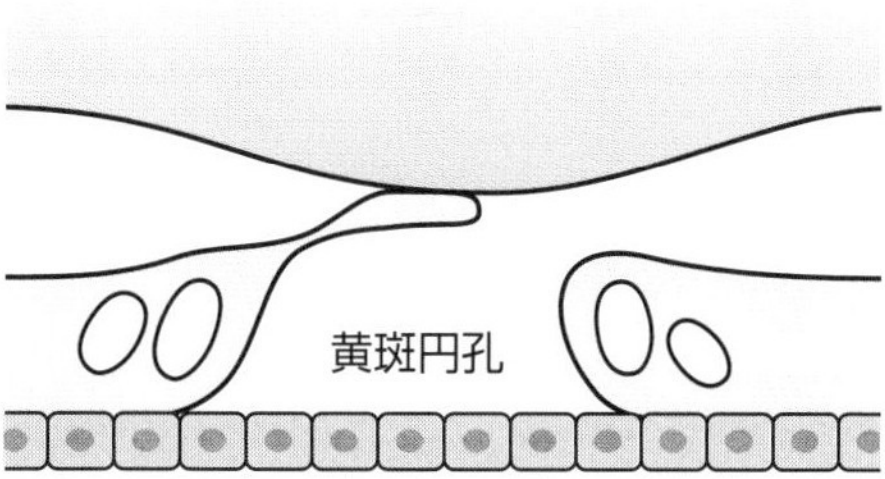

黄斑部の一部が破れ、萎縮していく硝子体にくっついてとれると孔ができる

原因を確認します。黄斑部の一部に孔が開いている場合、黄斑円孔と診断されます。

治療では、手術で硝子体を取り除き、ガスを注入する硝子体手術（→Q60）がおこなわれます。

円孔周囲の網膜がガスで抑えつけられて孔が小さくなり、やがて周囲の細胞をつなぐ働きをする細胞によって完全にふさがれます。

術後は、ガスの圧力が目の奥の黄斑部にかかるように、うつぶせの姿勢を保つようにします。

●黄斑上膜

硝子体が萎縮する際、黄斑部と癒着《ゆちゃく》があると、硝子体の一部が取り残されて厚くなり、黄斑部の表面を覆う膜となった状態です。膜

▼黄斑上膜

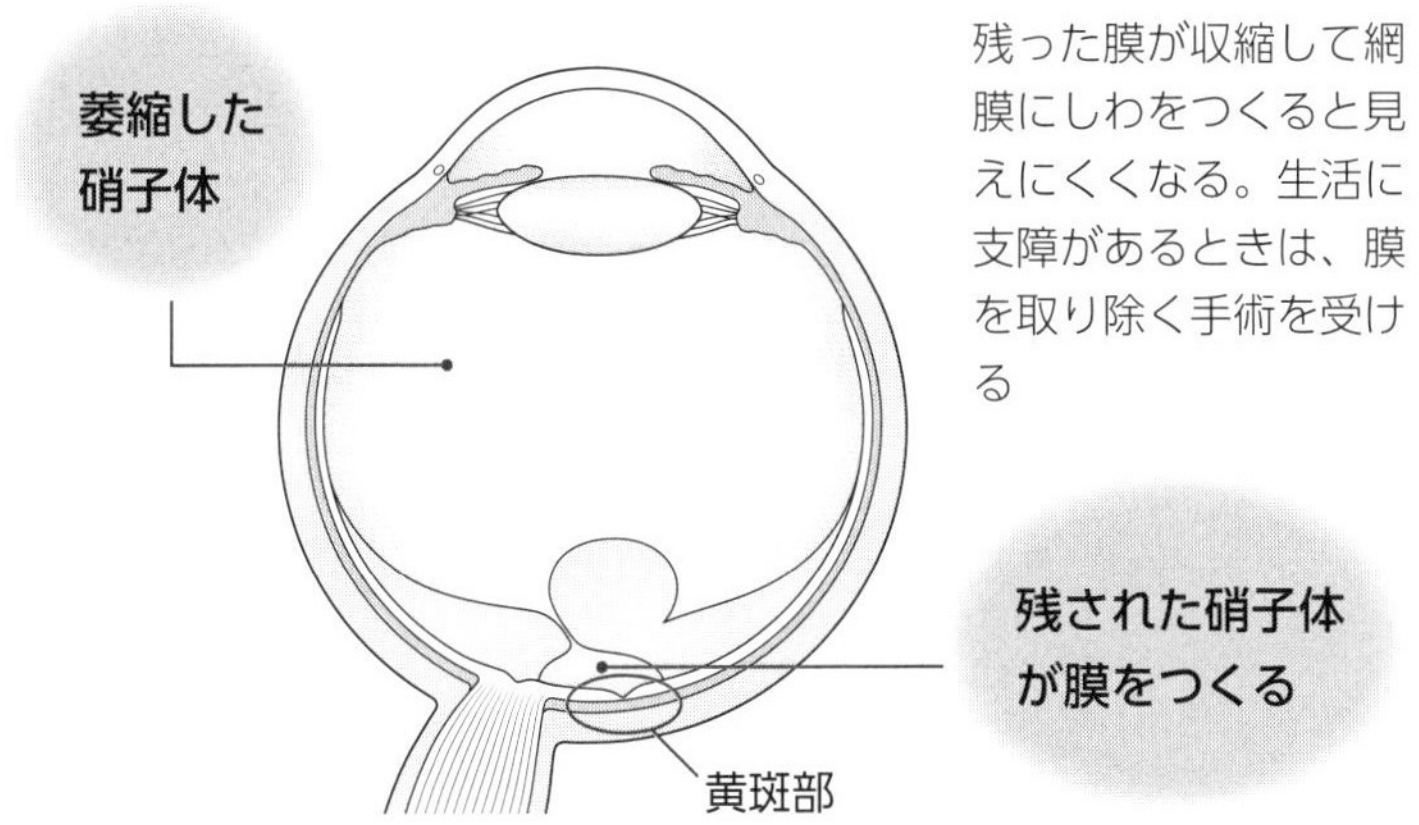

残った膜が収縮して網膜にしわをつくると見えにくくなる。生活に支障があるときは、膜を取り除く手術を受ける
萎縮した硝子体
残された硝子体が膜をつくる

が縮んで網膜表面にしわができたりすると見え方が損なわれますが、進行は遅く、治療を急ぐ必要はありません。

失明のおそれはなくても、見え方のゆがみや視力の低下は、膜があるかぎり治りません。**生活に支障があるようなら、硝子体手術を受けて、膜を取り除く**必要があります。手術のタイミングは自分で決めてよいでしょう。黄斑部自体は孔も剝離もないので、膜を取り除けば手術は終了します。

●黄斑浮腫《ふしゅ》

黄斑部の浮腫（むくみ）は、糖尿病網膜症（→Q58）や網膜中心静脈閉塞症（→Q10）などで起こりやすくなります。**治療の基本は薬物療法**です。血管から血液成分がもれ出さないようになればむくみがとれ、視力が回復することも期待できます。

薬物療法では、VEGF阻害薬（→Q44）が用いられます。加齢黄斑変性と同様、ラニビズマブ（商品名：ルセンティス®）、アフリベルセプト（商品名：アイリーア®）、ブロルシズマブ（商品名：ベオビュ®）、ファリシマブ（商品名：バビースモ®）などのVEGF阻害薬を眼球に直接注射します。また、注射薬としてステロイド薬を用いることもあります。

Q64 不快な目の症状が続くのですが、目の病気でしょうか？

目を酷使していれば、年齢を問わず目に疲れを覚えます。また、年々ピントを合わせる調整力は衰え、涙の量も減少しがちです。加齢とともにドライアイや疲れ目などの目の不快症状がますます生じやすくなるおそれがあります。

「不快感はあるけれど医療機関に行くほどでもないから」と、市販薬で様子をみている人も多いのではないでしょうか。

少しの間、市販薬を使用して様子をみるのもひとつの方法といえます。ただ、**市販薬は長く使うものではありません。**セルフケアを続けていても症状がやわらがないようなら、医師の診察を受ける必要があるでしょう。

ドライアイや疲れ目から重篤《じゅうとく》な目の病気が起こりやすくなるとはいえませんが、逆のパターンはあります。**不快症状が続くようなら、目の病気が隠れていないか調べておくことも必要**です。市販薬よりも処方薬のほうが薬の選択肢が広がります。また、眼科を受診することで目全体のチェックも受けられます。

●ドライアイ

エアコンの使用や疲れ目、コンタクトレンズの使用、過度のストレスなどで涙の量が減ったり、目の表面に涙がとどまりにくくなったりするために目が乾きます。市販薬には、人工涙液《るいえき》といわれる、塩化ナトリウムや塩化カリウムなどを含んだ涙に近い成分の目薬と、保水力を高めるヒアルロン酸が配合された目薬があります。いずれも涙の代わりに角膜を覆う効果があり、乾きをいやすのに有効です。ただし、**定められた上限回数は超えないように使用**しましょう。

▼ドライアイ・疲れ目にかかわる要因

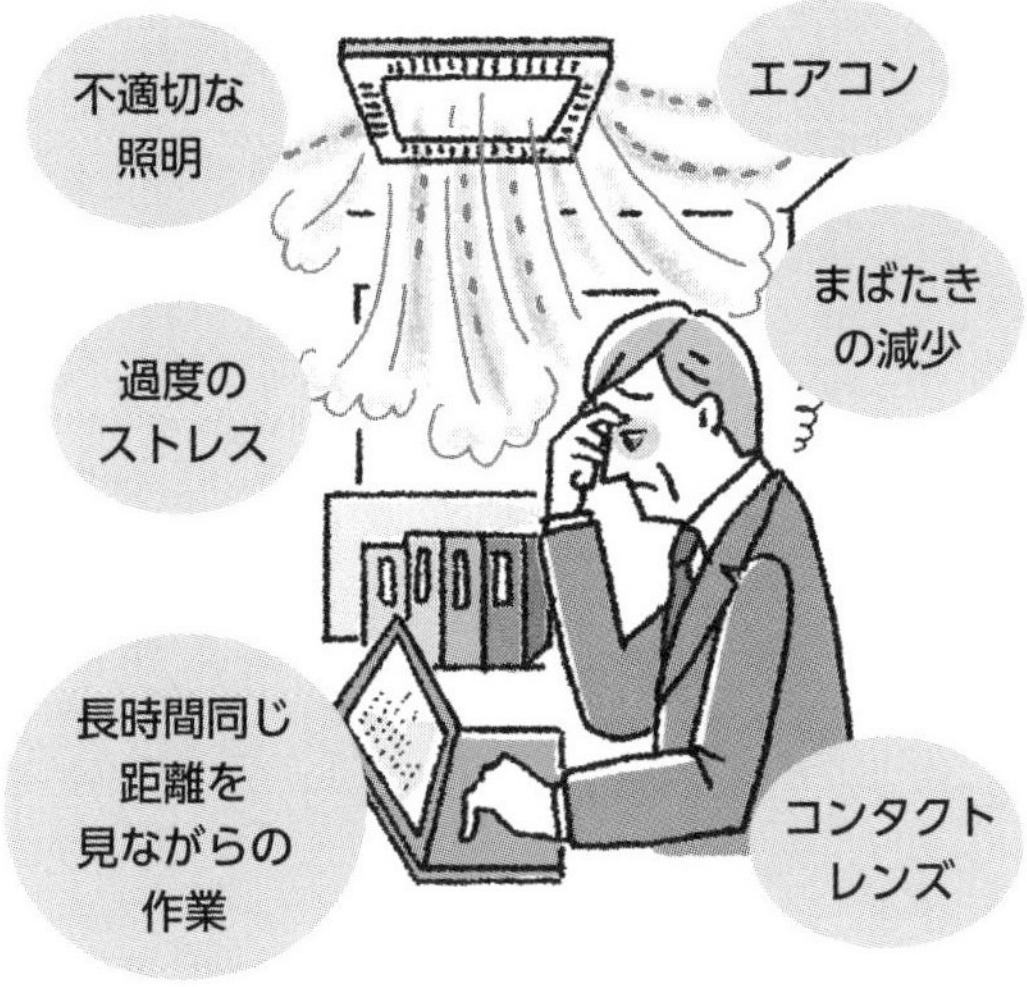

　目薬に配合されている防腐剤は、通常なら涙とともに排出されます。しかし、ドライアイの場合、涙の流れが悪

く、目の表面にたまって角膜を傷つける心配があります。防腐剤を含まないものがよいでしょう。

涙には、ムチンというぬめりをつくる成分が含まれています。ムチンのおかげで目の表面と水分とがなじみ、涙が目の表面にとどまっていられるのです。

ドライアイ治療用に使用されている点眼薬にはムチンを増やす働きがあり、高い治療効果が期待できます。処方箋が必要な薬なので、眼科で相談してみましょう。

● 疲れ目

生活環境の影響に加え、年齢的

▼ムチンを増やす点眼薬

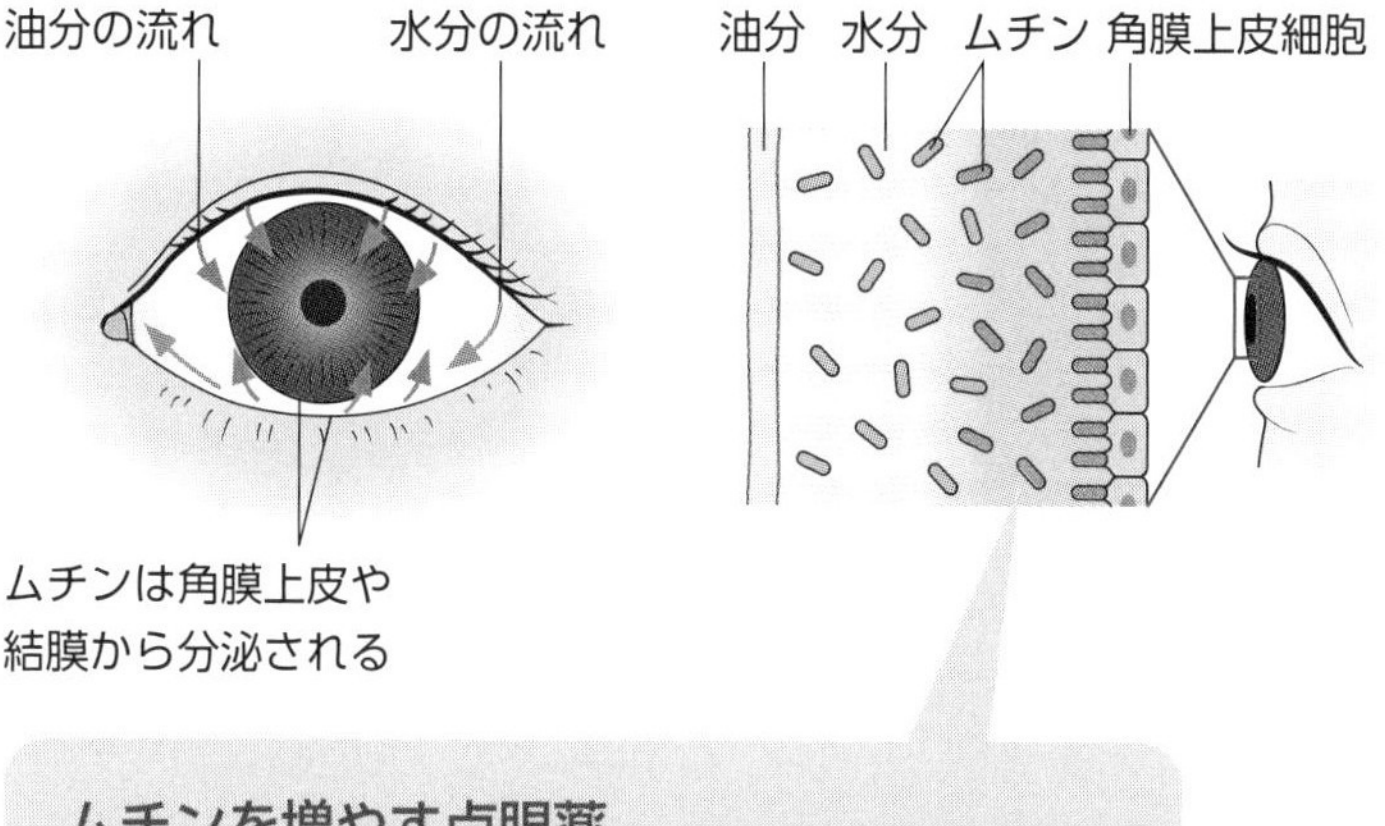

ムチンを増やす点眼薬

- ジクアホソルナトリウム（商品名：ジクアス®）
- レバミピド（商品名：ムコスタ®）

な変化や目の病気によって起きる見えづらさが、目の疲れを増幅させていることもあります。

市販薬には、目の栄養になるビタミンのほか、ピント調節機能を助け、老眼による近くの見えづらさをやわらげるとされる成分（ネオスチグミンメチル硫酸塩）が配合されたものもあります。

ただし、充血をとるタイプの市販薬には注意が必要です。

血管を収縮させる成分（塩酸ナファゾリン、塩酸テトラヒドロゾリン、塩酸フェニレフリンなど）が配合されたものの使用は控えましょう。長く使っていると薬が効きにくくなり、血管拡張を強制的に抑えていた反動でさらに充血がひどくなることもあります。

▼目の疲れをまねく要因

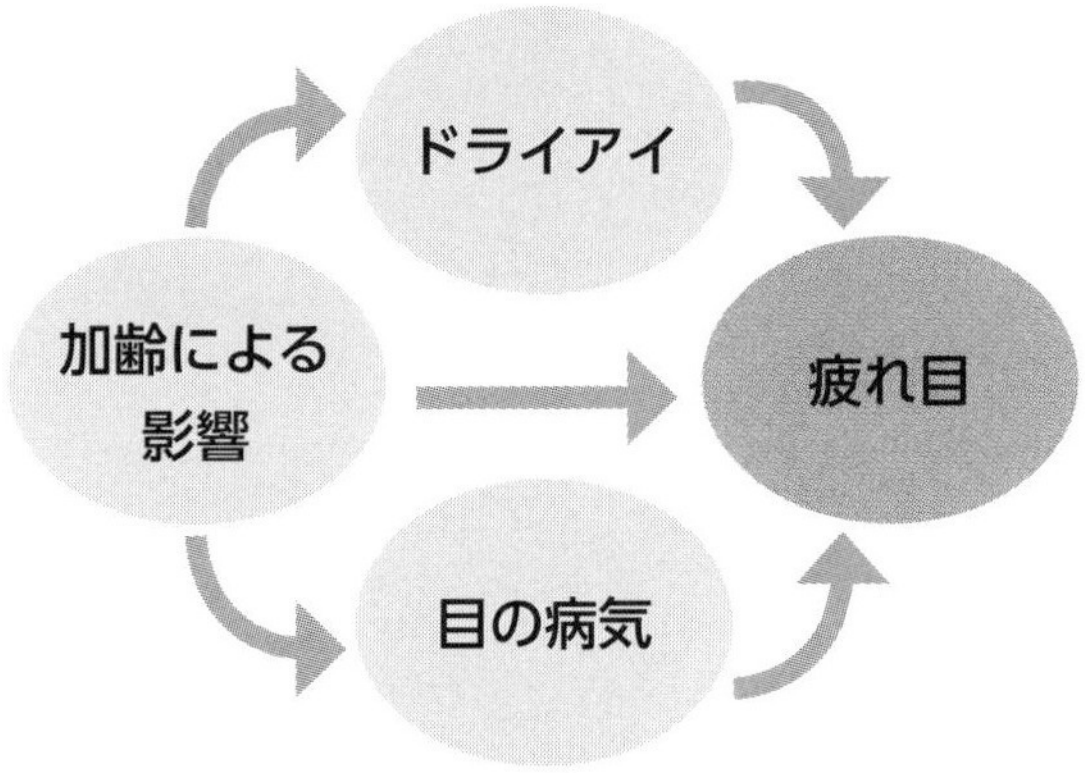

老眼による見えづらさや、加齢によって起こる目の変化、目の病気なども疲れ目に影響を与えている

●花粉症（アレルギー性結膜炎）

結膜炎の原因が花粉症とわかっていれば、アレルギー反応を抑える成分が配合された薬を使うことで、かゆみや炎症を抑えることができます。ただし、症状がひどく、市販薬ではおさまらないようなら早めに眼科で相談しましょう。

一方、原因がはっきりしない結膜炎は、原因によって対応が違うので、安易に市販薬を使用するのはやめましょう。症状によっては、医師の処方箋なしには使えない薬を用いたほうがよいこともあります。

●細菌性結膜炎・ものもらい

細菌感染による結膜炎には、サルファ剤（抗菌薬）が配合された目薬が有効です。まぶたの一部が腫《は》れて痛む、いわゆる「ものもらい」も多くは細菌性のものなので、同じ薬が使えます。

症状がひどくなりやすいウイルス感染による結膜炎は、特効薬がないのが実情です。しかし、医療機関を受診することで、炎症を抑える薬の処方や二次感染を予防するなどの対策を考えてもらうことができます。

6

目の悩みを減らす生活術

Q65

目を守るために必要な心がけはありますか？

目の使いすぎは、さまざまな不快症状をもたらします。見えにくさがあれば、いっそう疲れやすくなるものです。**目の疲れをいやし、潤いを取り戻すためにできることを続けてみましょう。**

まずは室内の環境を整えます。加湿器などを利用して適度な湿度を保ちます。照明は明るすぎず、暗すぎない程度の明るさがよいでしょう。また、エアコンの風が直接目に当たらないように風向きを調整しましょう。パソコン、スマホの画面は、50㎝程度離します。同じ作業を長時間続けるのは禁物です。途中で休憩をとり、目を休める工夫をしましょう。

目の乾きが気になるときは、ホットタオルなどで目全体を温めてみましょう。涙に含まれる油の成分が分泌されやすくなり、涙が蒸発しにくくなるといわれています。

また、目のまわりをマッサージすることで、目のまわりの血行がよくなり、疲れがとれやすくなる効果も期待できます。ゆっくり湯船につかったり、窓の外の遠くの景色を眺めたりすると、毛様体筋の緊張がほぐれます。

全身運動で血行がよくなると、酸素や栄養が体のすみずみまで届くだけでなく、老廃物もすばやく回収されます。血行不良は緑内障（→2章）を進める要因のひとつでもあるので、体を動かす習慣をつけましょう。

外出するときは、紫外線対策をしっかりおこないます。無防備に紫外線にさらされ続けると、加齢黄斑《おうはん》変性（→3章）や白内障（→4章）などの発症・悪化を促すおそれがあります。戸外では、帽子やサングラスを着用し、目に入る紫外線の量を減らしましょう。

▼目を守るために

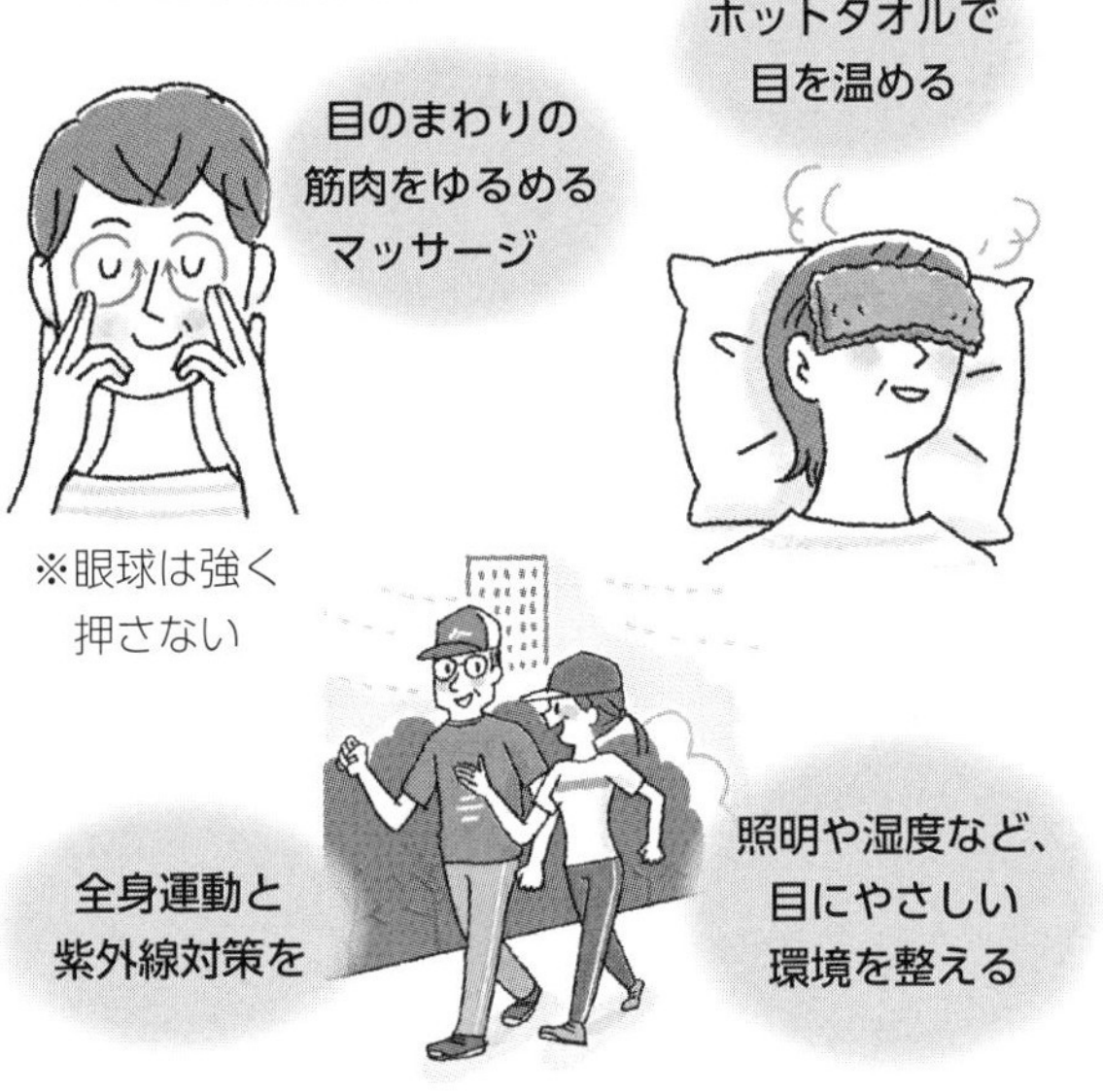
目のまわりの筋肉をゆるめるマッサージ
※眼球は強く押さない
ホットタオルで目を温める
全身運動と紫外線対策を
照明や湿度など、目にやさしい環境を整える

Q66 目によい食事やサプリメントを教えてください

目を含めた体の組織の酸化は、老化を進める大きな要因になります。老化を遅らせ若々しさを保つためには、酸化を防ぐことが重要です。酸化を進める要因としては、大量の紫外線を浴びる、タバコの煙を吸い込む、大量のアルコールを摂取する、化学物質が体内に入り込む、などがあります。

これらの要因を生活のなかからできるだけ取り除くと同時に、**酸化を防ぐ成分を含んだ抗酸化物を積極的にとる**ようにすることが、目の老化を遅らせるうえで大切です。

血管の若さも食事しだい

食べすぎや、かたよった食生活は、高血糖や脂質異常症をまねきがち。血管の健康維持には、食べすぎないこと、肉ばかりでなく魚介類を増やすことを心がけましょう。

青背の魚が多く含むＤＨＡやＥＰＡは血液をかたまりにくくする効果があるといわれます。ＤＨＡは網膜や視神経に多く含まれる成分です。

とはいえ、目のためだけに特別な食事療法が必要というわけではありません。抗酸化作用のある成分はさまざまな食品に含まれているので、なんでもバランスよく食べることが目の健康を守る秘訣といえるかもしれません。

野菜や果実に含まれるビタミンAやビタミンC、魚介類やナッツに含まれるビタミンE、牡蠣《かき》やうなぎなどに含まれる亜鉛、緑黄色野菜に豊富なβ《ベータ》カロテンやルテイン、赤や紫色の果実類に豊富なポリフェノールなどの抗酸化作用はとくに注目されています。メニューや食品選びに役立てるとよいでしょう。

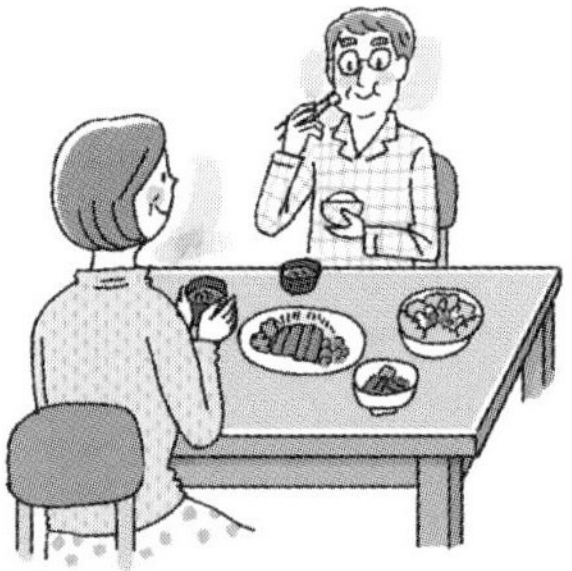

さまざまな食品をまんべんなく食べることを心がける

ただし、糖尿病などがあれば話は別です。見える目を守るためにも食事指導を受け、適切な食事療法を続けていきましょう。

不足が気になる場合には、サプリメントで補うのもひとつの方法です。網膜の黄斑部《おうはんぶ》に含まれる**ルテイン**、**抗酸化ビタミンと亜鉛との組み合わせ**などは、加齢黄斑変性(↓3章)の進行を抑えられるという報告もあります。ただし、とりすぎは禁物です。上限量は守るようにしましょう。

Q67 ロービジョンケアとはなんですか？

ロービジョンとは、完全に見えないわけではない、けれどメガネなどで矯正しても十分には見えず、生活に支障をきたしている状態のことです。

目の病気は、治療の遅れで回復がむずかしくなることがありますし、適切な治療をしていても進行を防ぎきれないこともあります。日本眼科医会は、国内だけで約１４５万人がロービジョンにあたると推測しています。

ロービジョンでも補装具や福祉制度などを利用して、残っている視機能を十分に活用することで、暮らしやすさはぐんと高まります。あきらめずに、見えにくさを補う「ロービジョンケア」に、取り組んでいきましょう。

▼医療を含めた総合的なケアを

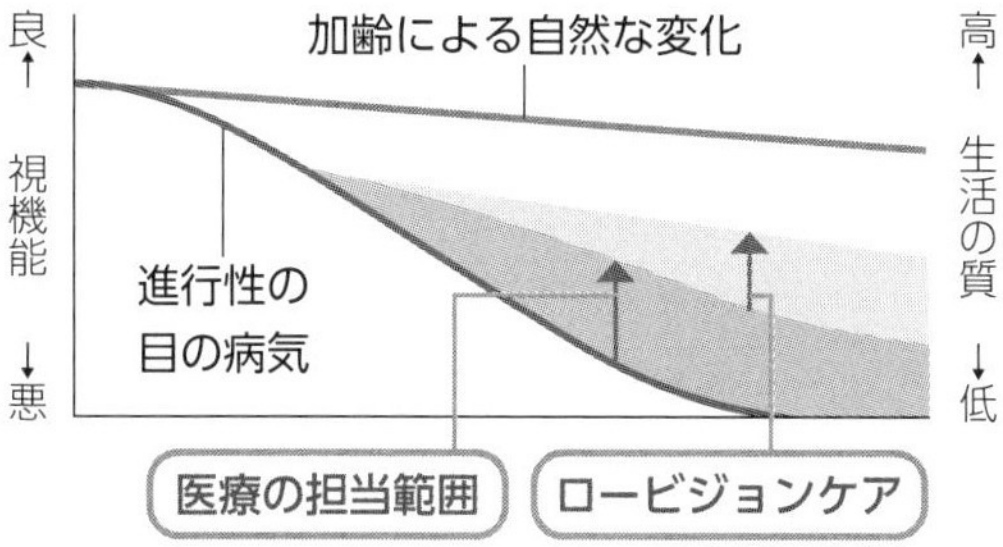

(中澤満編「目と健康シリーズ No.32」より作成)

Q68 見えにくさを補うグッズはありますか？

どんな悩みをかかえているかで「便利なもの」は違います。見えづらさの中身を確かめたうえで、適切なグッズを選んで活用しましょう。

小さなものを拡大して見たいたときは「**拡大鏡（ルーペ）**」が便利です。また、反対に視野の狭さに不便を感じているときは「**縮小レンズ**」、カメラで読み取った映像を画面に映し出す「**拡大読書器／電子ルーペ**」、視界の明るさを保ちながらまぶしさをカットする「**遮光《しゃこう》メガネ**」などもあります。また、**タブレット端末**は画面が大きく、拡大や縮小が自由にできるので便利です。さらに手書きの文字まで音声変換できるアプリや拡大読書器と同様の機能をもつアプリもあります。

視野の狭まりや中心部の暗点が見え方を妨げている場合には、目の動かし方などの指導や訓練を専門家から受けたほうがよいこともあります。主治医に相談のうえ、福祉制度や、ロービジョンケア施設※の利用を検討するとよいでしょう。

※日本眼科医会のホームページで全国のロービジョンケア施設を地域別に検索できる https://www.gankaikai.or.jp/lowvision/

Q69 転倒を防ぐための工夫はありますか?

見えにくさは、ときに身の安全を脅かしてしまうことがあります。住み慣れた家であっても、転倒事故には注意が必要です。とくに高齢の人は、家の中でケガをする例があとを絶ちません。まずは、**適切な照明や段差の改善、物を整理するなど、安全に行動できる環境を整えていきましょう。**

不安が強ければ、視覚障害者リハビリテーション施設などでおこなわれている歩行訓練を受けましょう。白杖《はくじょう》の用い方を中心に、ひとりでも安全に外出できるようになるための訓練などが受けられます。訓練は身体障害者手帳(→Q70)をもっている人が対象になりますが、手帳を取得していない場合でも、相談は可能です。

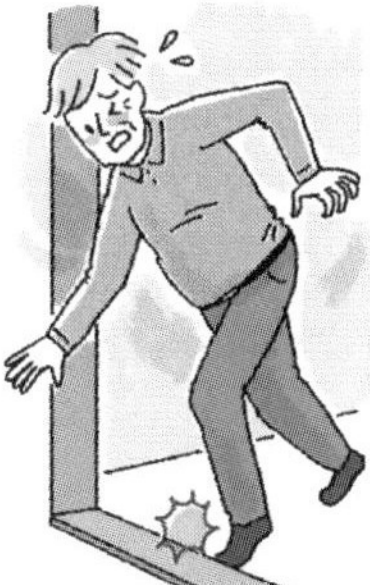

適切な照明やスロープの設置、段差にはカラーテープを貼るなどの工夫を

Q70 視覚障害で利用できる制度はありますか?

ロービジョンを含め、視覚障害がある人は、障害の程度によっては**身体障害者手帳**の取得を考えましょう。身体障害者手帳は、診断書を添えて市区町村の窓口に書類を提出することで取得できます。利用できるサービス内容は障害等級によって異なりますが、**遮光《しゃこう》メガネや白杖《はくじょう》などの補装具や、日常生活用具の支給・貸与**を受けられる場合もありますし、**医療費や税金の軽減措置**が受けられることもあります。

国民年金や厚生年金に加入している人は、視覚障害の程度などにより、**障害基礎年金・障害厚生年金**、または**障害手当金**が給付される場合があります。ただし、障害年金の受給は、身体障害者手帳取得の基準とはやや異なるので、市区町村の窓口や年金事務所で相談するとよいでしょう。また、糖尿病網膜症(→Q58)による視覚障害の場合は、65歳未満でも40歳以上なら介護保険サービスの利用が可能です。見えづらくても充実した生活を送れるよう、利用できる制度は積極的に利用していきましょう。

参考文献

日本眼科学会『緑内障診療ガイドライン（第５版）』

日本眼科学会『加齢黄斑変性の治療指針』

日本眼科学会ホームページ

山本修一・大鹿哲郎編集『講義録 眼・視覚学』（メジカルビュー社）

大鹿哲郎総監修『別冊 NHK きょうの健康 くわしく知りたい目の病気』（NHK出版）

飯田知弘・福地健郎・大鹿哲郎監修『別冊 NHK きょうの健康 シニアの白内障 緑内障 加齢黄斑変性』（NHK出版）

井上賢治監修『最新版 本気で治したい人の目の病気』（学研）

堀 貞夫総監修「目と健康シリーズ」（三和化学研究所）

『緑内障　眼科医の私が患者ならこう対処! 名医が教える最新１分習慣大全』（文響社）

坂西良彦著『40 歳から気をつけたい「眼の成人病」』（現代書林）

尾花 明著『「一生よく見える目」をつくる!　加齢黄斑変性　治療と予防 最新マニュアル』（CCC メディアハウス）

● 編集協力　オフィス 201
● カバーデザイン　村沢尚美（NAOMI DESIGN AGENCY）
● 本文デザイン　南雲デザイン
● 本文イラスト　植木美江　千田和幸

※本書は、2016年に小社より刊行された、健康ライブラリー イラスト版『目の病気がよくわかる本　緑内障・白内障・加齢黄斑変性と網膜の病気』に加筆・再編集したものです。

監修者プロフィール

大鹿　哲郎（おおしか・てつろう）

1985年東京大学医学部卒、同大学眼科学教室入局。東京厚生年金病院（現・東京新宿メディカルセンター）眼科、東京大学医学部講師、同助教授を経て、2002年より筑波大学眼科教授。白内障、角膜疾患、網膜硝子体など眼疾患全般の診療をおこなっている。とくに白内障手術の名医として知られ、50冊以上にわたる専門書の編纂に携わるなど、正しい知識の普及にも積極的に取り組んでいる。一般向けの監修書として『別冊NHKきょうの健康 くわしく知りたい目の病気』『別冊NHKきょうの健康 シニアの白内障 緑内障 加齢黄斑変性』（ともにNHK出版）、『目の病気がよくわかる本　緑内障・白内障・加齢黄斑変性と網膜の病気』（講談社）などを手掛けるほか、テレビ番組への出演も多い。

健康ライブラリー

名医《めいい》が答《こた》える！　緑内障《りょくないしょう》　加齢黄斑変性《かれいおうはんへんせい》　治療大全《ちりょうたいぜん》

2023年6月27日 第1刷発行

監　修　大鹿哲郎（おおしか・てつろう）
発行者　鈴木章一
発行所　株式会社講談社
〒112-8001　東京都文京区音羽二丁目12-21
電話　編集　03-5395-3560
販売　03-5395-4415
業務　03-5395-3615

KODANSHA

印刷所　株式会社KPSプロダクツ
製本所　株式会社国宝社

ISBN978-4-06-532004-4
N.D.C.494 158p 19cm

【講談社　健康ライブラリー】

名医が答える！
帯状疱疹　治療大全
本田まりこ　監修
まりこの皮フ科院長
突然顔や体に発疹が出て、痛くてたまらない帯状疱疹。発疹は消えたのに痛みが続くことも。痛みの原因と対策は。名医が疑問に答える決定版！
ISBN978-4-06-527325-8

名医が答える！
うつ病　治療大全
野村総一郎　監修
日本うつ病センター
副理事長
職場復帰できる？　家族ができることは？　うつ病の本質や対策、薬物療法や認知行動療法などの治療法を徹底解説。名医が疑問に答える決定版！
ISBN978-4-06-527944-1

名医が答える！
変形性股関節症
治療大全
平川和男　監修
湘南鎌倉人工関節センター
センター長
股関節は歩くために欠かせないものだから、治療方法は患者さんの意思で慎重に選ぶことが重要。薬、運動、体重管理、手術……。名医が徹底解説。
ISBN978-4-06-529573-1

名医が答える！
大腸がん　治療大全
高橋慶一　監修
東京都立大久保病院
副院長
ポリープはがんになる？　肛門は残せる？　最新治療を徹底解説。トイレの変化や人工肛門のケア、退院後の過ごし方まで、名医が疑問に答える決定版！
ISBN978-4-06-530386-3

名医が答える！
脊柱管狭窄症
治療大全
黒澤　尚　監修
社会医療法人社団順江会
江東病院理事長
痛みやしびれで休み休みでないと歩けない……。症状がとれる治療体操を中心に、医師の選び方から、薬物療法、手術まで名医が疑問に答える決定版！
ISBN978-4-06-526977-0